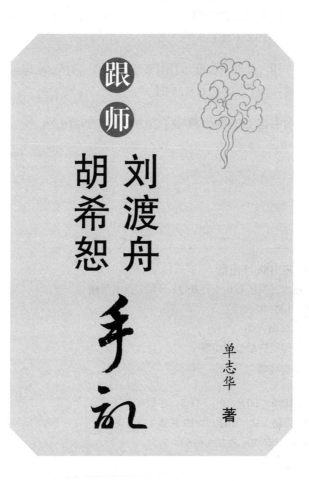

跟师

刘渡舟
胡希恕

手记

单志华 著

中国中医药出版社

·北京·

图书在版编目（CIP）数据

跟师刘渡舟、胡希恕手记 / 单志华著 .—北京：
中国中医药出版社，2020.10
ISBN 978-7-5132-6263-7

Ⅰ . ①跟… Ⅱ . ①单… Ⅲ . ①伤寒（中医）—中医临床—
经验—中国—现代 Ⅳ . ① R254.1

中国版本图书馆 CIP 数据核字（2020）第 099218 号

中国中医药出版社出版

北京经济技术开发区科创十三街 31 号院二区 8 号楼
邮政编码　100176
传真　010-64405750
廊坊市祥丰印刷有限公司印刷
各地新华书店经销

开本 710×1000　1/16　印张 11.5　字数 153 千字
2020 年 10 月第 1 版　2020 年 10 月第 1 次印刷
书号　ISBN 978 - 7 - 5132 - 6263 - 7

定价　48.00 元
网址　www.cptcm.com

社 长 热 线　010-64405720
购 书 热 线　010-89535836
维 权 打 假　010-64405753

微信服务号　zgzyycbs
微商城网址　https://kdt.im/LIdUGr
官 方 微 博　http://e.weibo.com/cptcm
天猫旗舰店网址　https://zgzyycbs.tmall.com

如有印装质量问题请与本社出版部联系（010-64405510）

本书是当代中医临床家单志华先生跟师刘渡舟、胡希恕手记，是中医传承的一个生动文本，是作者继承名老中医经验、独立思考与临证的思辨实录。全书共分上、下两篇。

　　上篇收录长文《刘渡舟、胡希恕学术思想之对比探讨》，对两位近现代中医伤寒界泰斗级人物不同的伤寒治学理念、学术思想，从师承条件、所处学术环境、知识结构、个性特点等角度比较其成因，立足于临床实用，从十个学术方面进行了分析辨别、对比探讨，也是对刘老、胡老学术精华的一个浓缩。

　　下篇是作者跟师临证心悟与学术专题探讨，既立足于临床，又强调"明理"的指导作用。《从柴胡桂枝干姜汤证看张仲景的六经辨证》一文，深刻剖析其方证内涵、临床触角与拓展空间；同时，针对伤寒界长期争论不休的几个学术瓶颈问题，如张仲景《伤寒杂病论·序》的真实性、伤寒六经的理论框架、王叔和撰次仲景遗论的年代划线、《脉经》与《伤寒论》"遗文"的比较、《脉经》的临床与文献学价值等，均做了较为详尽的分析梳理和力求严谨的探讨。书中还对《脉经》所载"脉法赞"的诊脉秘诀做了诠释，对临证病机的把握颇有帮助。

　　本书适合于中医临床工作者、研究者，《伤寒论》经方研究者，中医药院校师生及中医文化爱好者阅读参考。

单志华，北京中医药大学临床特聘专家，我国著名针灸学家、原北京中医学院（现北京中医药大学）建院元老单玉堂先生之子和学术继承人；著名伤寒大家刘渡舟教授"师带徒"第四位入室弟子，著名经方大师胡希恕先生的亲传弟子，尽得二位中医泰斗真传，从而决定了一生的学术走向——崇尚仲景学说，研究与临证《伤寒杂病论》。后拜师民间道医许振寰先生，学习治疗肝病和肿瘤的独到经验。

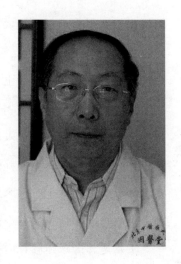

从事中医学习与临证四十年，其中受聘英国行医十余年，因治病效果显著，广受好评。英国媒体对其进行过专访并撰文报道。医术全面，喜用经方，娴熟针灸。擅长运用六经辨证与脏腑经络辨证治疗多种内科、妇科、男科、皮肤科疑难杂症，辨证精准，处方思路灵活，疗效可靠。针灸注重特殊穴位配穴与手法操作，擅长治疗颈椎病、腰椎间盘突出症及各种痛证，取效快捷；治疗肿瘤强调激发任督二脉的生命活力，在控制与缩小瘤体、缓解癌性疼痛、延长生存期及提高生存质量方面经验丰富。

出版专著多部，如《中医传承思辨录》《伤寒论针灸配穴选注》《单玉堂针灸配穴通俗讲话》《单玉堂伤寒论针灸配穴》《单玉堂子午流注与灵龟八法讲稿》《胡希恕伤寒论授课笔记》，以及《中国针灸处方大成》（合著）等。

自序

刘渡舟、胡希恕老师是近现代中医伤寒界两位泰斗级人物，是具有代表性的伤寒大家、经方大师。笔者在 20 世纪 70 年代末至 80 年代初的近 5 年中，有幸拜于两位先生门下，并受其教诲，从而决定了我一生的中医学术走向——研读与临证《伤寒杂病论》。

本书分上、下两篇。

上篇收录长文《刘渡舟、胡希恕学术思想之对比探讨》，撰写文稿前我进行了必要的学术准备，包括阅读两位先生的大量论著（个人著述及弟子编撰整理的书稿）、相关文献资料，还有笔者早年的跟师笔记等，对两位恩师不同的伤寒治学理念、学术思想，从师承条件、所处学术环境、知识结构、个性特点等角度比较其成因，立足于临床实用，从十个方面进行分析辨别、对比探讨，可谓对刘老和胡老学术精华的浓缩。

我认为，两位先生的治学方法和思维经验不是截然对立的，而是具有很大的互补性，对于我辈学好《伤寒杂病论》具有很好的启迪和借鉴作用。一名称职的中医大夫，一是必须功底扎实，不断丰富自己的专业知识，同时要勤于临证，善于思考；二是对前人要敢于质疑，所谓"读书贵乎得间"，力争在悟性思维上达到一定的境界。

下篇是笔者跟师的临证心悟与学术探讨，既立足临床，又强调"明理"的指导作用。《从柴胡桂枝干姜汤证看张仲景的六经辨证》一文，剖析了该方证的内涵、临床触角与拓展空间，同时针对伤寒界长期争论不休的几个学术瓶颈问题，如张仲景《伤寒杂病论·序》的真实性、伤寒六经的理论框架、王叔和撰次仲景遗论的年代划线、《脉经》与《伤寒论》"遗文"的比较、《脉经》的临床与文献学价值等，均进行了较为详尽的分析梳理和力求严谨的探讨。书中还对《脉经》所载"脉法赞"的诊脉秘诀做了诠释，旨在对临证病机的把握有所帮助。

前贤云："熟读王叔和，不如临证多。"经过对《伤寒论》长期的学习思考与临证，在对其六经内涵的理解上，结合刘老、胡老各自的学术思想与治学方法，我认为，用六经八纲方证的思路解读《伤寒论》，是最浅近且不失为初入伤寒门径的一种行之有效的方法；而从脏腑、经络、气化三者有机联系的高度解读《伤寒论》，能够自觉地提升伤寒学理，临证更能自觉地切入病位，是一种有发展潜力的学习方法。当然，六经八纲方证也好，脏腑经络气化也罢，只是后来者研习《伤寒论》所观察的角度和运用的方法不同而已，与《伤寒论》本身的学术价值还是有区别的。

本书是笔者数十年来读经典、做临床、勤思考的一点心悟。纰缪之处有待同门同道斧正，笔者引为荣幸！

全书所引《伤寒论》条文序号，以带序号的明代赵开美刻本的现代通行本为准。

最后，感谢中国中医药出版社对本书出版的大力支持！感谢《中医师承学堂》系列丛书主编刘观涛主任的悉心策划与指导！感谢责任编辑王琳女士对本书付出的辛苦和卓有成效的努力！

单志华

庚子年春分于北京

目 录

绪　论

　　鉴于本书学术涉及面较广，所研究探讨的问题学术界亦多有争论，为方便读者阅读，这里笔者先给出一个基本的思路，有如下几点。

一

　　刘老、胡老对《伤寒论》的治学方法各有不同。胡老主张运用"六经－八纲－方证"体系理解《伤寒论》；刘老更强调运用"脏腑－经络－气化"一体的体系理解《伤寒论》。同时他们各自不同的治学方法也为我辈提供了不同的中医成才的途径。

　　这里回忆一件小事：我最初是跟随刘渡舟老师系统学习中医经典的，尤以《伤寒论》着力最勤，背诵原文包括方药剂量，同时阅读主要医家如成无己、柯琴、陈修园、丹波元简的注本，还背诵陈修园的《长沙方歌括》，以及《医宗金鉴》中的《伤寒心法要诀》和《杂病心法要诀》。然后以"提问答疑"的方式，刘老给我解答。而跟胡老学习主要是听课做笔记。胡老的讲解充满个性化思维，老人家临证经验确实太丰富了，摈弃一切"玄说"，紧紧贴着《伤寒论》白文走，并结合临床，让当时年轻的

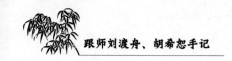

我"大呼过瘾"，时有振聋发聩之感。比如历代争议颇多的《伤寒论》大青龙汤证的两条原文，胡老从方药结构角度切入，认为大青龙汤是麻黄汤与越婢汤的合方。待再去刘老家上课时，我就胡老的这一见解当面请教过刘老，记得刘老听后闭目沉思了一会儿，然后说出一句："胡老很有才气。"我为什么要提及这件小事呢？门里人都清楚，中医是一门个性化很强的学科，尤其有了一定年资后容易"唯我独尊"，很难听进不同的声音。但刘老不是这样，一代伤寒大家竟非常谦虚，即便是我请教问题时，刘老也说过，"师徒一块儿讨论，教学相长"，确实反映出老人家海纳百川的学者胸襟。

作为全国著名的《伤寒论》专家、伤寒学科带头人，刘老对《伤寒论》的研究有着清醒冷静的头脑，综合对比历代名家对伤寒"六经"学理的认识，晚年的他更是苦苦思索，力争达到一定的理论高度。今天看来，综合历代各家对《伤寒论》的解说，诸如气化说、脏腑说、经络说、部位说、阶段说、证候说等，这些学说的认识层面不是简单的并列关系，必须加以挖掘整理并力求给予理法逻辑的证明（也可以说诠释），使之成为能够指导一般的学说。比如脏腑说和经络说，旨在强调六经的客观物质性；部位说和阶段说，旨在侧重六经的空间存在方式和六经病程时间上的连续与转化；证候说即是以六经提纲证为主的六组特异性临床表现；六经气化说则是以六经六气标本中见理论为说理工具，具有比较宽广的学术视野和理论高度，广泛地继承了前人的研究成果，所以对其他学说具有一定的指导性。对此，刘老很重视气化学说，曾不止一次地撰文论述《伤寒论》的气化问题，同时他一贯坚持用"脏腑、经络、气化"之理研究《伤寒论》，并与临床结合。脏腑（体内）→ 经络（体表）→ 气化（人体与自然界）三者显然不是平行的直线关系，气化学说无疑属于较高层次的理性认识，其抽象程度明显高于脏腑、经络学说，它是从人与自然（三阴三阳本身就包含此义）相互关系的高度来认识人体的。

　　笔者对于刘老学术思想的基本理解和体会是:《伤寒论》移植《内经》三阴三阳的理论框架并极大地丰富了辨证内容,正是从"人以天地之气生,四时之法成"天人合一的角度认识疾病的,但《伤寒论》的叙述方法是从狭义伤寒作为切入点,在对疾病发生发展的系列展开过程中揭示出对于疾病治疗的原则、定法乃至规律,因而它又具有广义伤寒的指导一般的意义。故《伤寒论》的三阴三阳是针对外界气候的常与变作用于人体的反应状态(即证候),来"观其脉证,知犯何逆,随证治之"的。尤其是"辨病脉证"这个环节,极富动态变化,展示出病与病、病与证、证与证、病与脉、证与脉、脉与脉之间错综复杂又变化无穷的关系,包括许多内伤杂病(初始亦为外感病)的辨证。故探讨《伤寒论》的理法方药,自然就有统治百病的意义。这也正是它的魅力所在。

　　同时应该看到,张仲景的《伤寒杂病论》本属合璧,后人(如宋代林亿等)将其分为《伤寒论》与《金匮要略》二书,若是为了便于习诵则可,若是单一拿出来研究则不可。张仲景主要是从气化角度("天布五行,以运万类,人禀五常,以有五脏")研究外感病的(包括疫毒),又从脏腑经络角度(即《金匮要略》开篇"脏腑经络先后病脉证")来研究杂病的,且两者各有侧重:《伤寒论》重三阴三阳气化辨证,强调气化辨证的同时联系到脏腑经络;《金匮要略》重脏腑经络辨证,强调脏腑经络辨证的同时,气化辨证又自寓其中,如《金匮要略·水气病脉证并治》所说:"阴阳相得,其气乃行;大气一转,其气乃散。"故气化学说确立了六经框架,脏腑经络又是六经理论中不可或缺的基本环节,有其客观的物质存在。刘老在深入研究运气理论后给予高度概括:"气化学说乃是伤寒学最高理论,它以天人相应的整体观念,沟通人体经气,寓有辩证法的思想体系。"并认为:"气化学说经过伤寒学家们发掘与移植,用以说明六经六气标本中见之理,以反映六经六气为病的生理病理特点而指导于临床。"

　　在对待五行学说上,刘老曾深有体会地讲:"为什么张仲景《伤寒论》

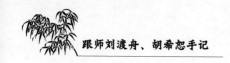
序开头就说：'余每览越人入虢之诊，望齐侯之色，未尝不慨然叹其才秀也。'张仲景就是告诉你：《伤寒论》不完全是讲辨证论治的，那辨证知机也是奥妙的，现在不研究这个行吗？好，辨证论治是讲六经的，辨证知机是讲五脏的。记住了，这是口传。见什么证，见什么脉，然后按五行生克之理，琢磨这病有没有危险，什么时候会出现危险。"刘老随后举例说："曾出诊见一个麻疹转成肺炎的儿童，喘得厉害，见绝证了，其父问用什么药治疗？我说不用服药了，危险就在眼前。为什么呢？这孩子喘如鱼口不能闭，肺气绝也。五脏里的肺所以决死生。治伤寒杂病，辨证知机在于五脏，辨证论治在于六经，这要分开了。所以，在《伤寒论》里要学辨证知机，就得看《辨脉法》《平脉法》。春脉弦，如果不弦了，没有胃气了，就危险了。"（摘自刘渡舟《伤寒论与经络》）可谓要言不烦，耐人寻味。

考《辨脉法》记载："脉浮而洪，身汗如油，喘而不休，水浆不下，形体不仁，乍静乍乱，此为命绝也。又未知何脏先受其灾，若汗出发润，喘不休者，此为肺先绝也；阳反独留，形体如烟熏，直视摇头者，此为心绝也；唇吻反青，四肢漐习者，此为肝绝也；环口黧黑，柔汗发黄者，此为脾绝也；溲便遗失，狂言，目反直视者，此为肾绝也。"这就是刘老所说的"辨证知机是讲五脏的"，"辨证知机者，决死生也"。所以，《辨脉法》《平脉法》不可不读！刘老终其一生地研究《伤寒杂病论》，与他结合丰富的临床经验而创立的诸多论说，如"方证相对论""古今接轨论""辨证知机论""主证论""肝病论""气机论""脾胃论""湿证论""痰饮论""人体津液链论"等，经纬交织在一起，交互辉映。

胡希恕老先生对《伤寒论》有着精深的造诣，其学术见解（包括基本概念）大多是个性化的表达，如并病、合病，胡老给出的定义："病当表里相传时，若前证未罢，而后证即作，有似前证并于后证一起而发病，因名之为并病。如太阳阳明并病、少阳阳明并病等均属之。若不因病传，于发病之始，则表、里、半表半里中的二者或三者同时发病，即谓合病。如太阳阳明合病、三阳合病等均属之。"对于辨证论治，胡老给出简明定义："即中医辨证施治，是在患病机体一般规律的反应基础上，顺应整体的探求疾病的通治方法。"

胡老认为，《伤寒论》所述多为临床客观现象，其中体现出的规律必须重视，是已被验证过的可重复可操作的验案；所以古人云"三百九十七法"并非虚言，《伤寒论》完全可以作为大法来常读！同时，胡老治学非常严谨，对自己要求近乎苛刻，完全痴迷于对《伤寒论》的研究中，到了"两耳不闻窗外事"的程度！他的许多新见解都是经过临床反复验证加上反复思考修正后得出的，即便如此，胡老仍认为"思考不成熟"而不肯发表。胡老生前没有正式出版过一部学术论著，唯一在 20 世纪 60 年代所做的一篇学术报告《伤寒的六经论治与八纲的关系》被《人民日报》给予高度评价，认为是解决了"历代医家缺乏论述的难题"。其实，胡老同样是笔耕不辍，生前存有大量的读书笔记和撰写的手稿。

对于《金匮要略》，胡老更是主张与《伤寒论》合起来读，"这个书要前后看，它源起一部书"，并认为仍可用六经八纲辨证将二者统一起来。事实上，胡老讲《伤寒论》方证时常引用《金匮要略》中的条文，而讲《金匮要略》时，更是上百次地引用《伤寒论》条文，相互比较揣摩，其义自现。但是，对于《金匮要略》的不少内容融合五行生克与五脏辨证观念，尤其开篇《脏腑经络先后病脉证》，作为全书的一篇导论而大谈五行学说与脏腑经络辨证，胡老则持保留态度，拒而不讲。他认为"此篇为王叔和所写"，"此题目不符合张仲景写作风格，脉证更不是，尽是脏腑经络，他这大杂烩，什么都有"。所以胡老讲课守住自己不讲五行、不讲脏腑经络的"原则"。

此外，胡老对张仲景脉学有着自成体系的见解。

对于后世吴鞠通的《温病条辨》，胡老的见解同样卓尔不群。他认为，《温病条辨》不可与《伤寒论》同日而语，理论上欠严谨，多断章取义，

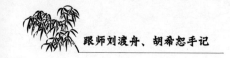

不能自圆其说。胡老举《温病条辨·上焦篇》第四条为例："太阴风温、温热、瘟疫、冬温，初起恶风寒者，桂枝汤主之。"他指出："且不论此四种温病能否用桂枝汤，就看他引用的桂枝汤方，桂枝与芍药用量比例关系是 6：3，显然与仲景桂枝汤的 3：3 大相径庭。这不是桂枝汤，而是桂枝加桂汤，试问，桂枝加桂汤能治上述四种温病吗？"如此等等，故胡老认为："该书违背了中医理法方药规矩准绳，不能作为中医的必修课。"所以他主张从经方的角度来解读《温病条辨》，认为该书对中医学术发展的贡献，"在于它给六经八纲辨证体系补充了一些有效的方证"。

门里人都清楚，中医专业不同于其他学科，既要有深厚的知识储备，还要有丰富的临床经验，同时还需要不可缺少的一项，即悟性。张仲景所谓："自非才高识妙，岂能探其理致哉？"唐代王冰也说："假若天机迅发，妙识玄通，藏谋虽属乎生知，标格亦资于训诂。"都是旨在强调悟性。所以中医的成才周期较长，一般 60 岁左右算步入成熟期。可以推想，胡老 60 岁进入中医学院附属医院搞临床，其个性化的学术观点已形成并趋向成熟。他讲自己认识的《伤寒论》，并不很看重诸家的注解，学术上敢说敢为，力排众议，始终把看病的效果作为研究《伤寒论》的出发点与归宿点，唯疗效是从。尝言："医学之理在于治病，至于舞文弄墨之士，岂能窥仲景之项背？"他数十年潜心研读《伤寒论》达到痴迷的程度，笔记手稿盈尺，笃信"方证辨证"。他晚年讲课时就说过："我 19 岁就读《伤寒论》，至今 83 岁了，这期间自我否定了不知多少次。"这种充满个性化的思维方式，形成胡老拒绝"合唱"、特立独行的学术风格。

再看他的临证处方，有研究学者以《中医临床家胡希恕》（冯世纶主编）一书涉及的病案进行统计，共计 136 则医案，处方 260 次（按每一诊次计），胡老使用张仲景经方的概率高达 99%，经方合方使用 115 次，约占 44%（参见张牧川《胡希恕经方医学思维研究》）。由此可见，胡老是一位十分罕见的名副其实的纯经方大家！这让我想起西方大哲学家笛卡尔的一句名言："我思故我在。"这个"思"可理解为怀疑，即我怀疑所以我才存在。

岁月如梭，匆匆三十几年过去了，可以想象当年胡老白天忙于诊务，夜晚挑灯苦苦读书思索的情景。如今我辈拜读胡老的笔记遗稿，感觉他如同一位在伤寒学术领域里长途跋涉的思想者，以质疑的眼光审视古人，把"辨"张仲景的"方证"作为临床的"尖端"境界去追求，在极端"复古"的处方形式中又充满了对常规辨证论治的挑战！再看其临床疗效，即便在当时众多名老中医里都是出类拔萃的，用"出神入化，疗效非凡"八字概括，实不为过。

比较刘老和胡老的学术特点，刘老在伤寒学理的传承与认知方面，其公允和全面是显而易见的；而突显"六经辨证"，用纯经方单刀直入驾驭临证，疗效卓著，又是胡老伤寒的一大特色。观两位先生的临床验案，刘老更多地是用临证事实来证明经典理论的正确（如认为六经的实质是以脏腑经络为物质基础），并用自己亲身临证体验来丰富六经辨证的学理；胡老则是返博为约地高度浓缩出几个经方（如小柴胡汤、大柴胡汤、桃仁承气汤、桂枝茯苓丸、当归芍药散等）来驾驭万变之临床（才气过人），同时质疑和独立思考每每见于胡老对《伤寒论》的解读中。

二

笔者对中医经典著作的研读与临证近 40 年，觉得像《伤寒论》这样的经典著作，它的文字魅力，要求我们不得不从条文的字里行间揣摩其义，来认识原文蕴藏的丰富内涵。同时，学习《伤寒论》，经方临证实践是一个重要领域，经方明显区别后世时方的一大特点就是它的可重复性与变通性，可谓出神入化的变通！为此特举柴胡桂枝干姜汤证为例。经过本

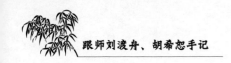

人长期思考与临证,可以毫不夸张地讲,此方用好了就是一个神方!因为它携带大量的信息密码。故本书下篇收录《从柴胡桂枝干姜汤证看张仲景的六经辨证》一文,结合实例病案,比较深刻地剖析其方证内涵、临床触角与拓展空间。如针对该方出自《伤寒论》第147条,以"伤寒五六日"五字起首,有何内涵?这样的文字如果顺口滑过,就毫无所得,然而若想把相应的方剂临床运用达到一定的境界,就必须先"吃透"它的原文。这里以第一句"伤寒五六日"为例分析,笔者认为有四层含义。

1. 太阳表证多病传少阳半表半里证

《伤寒论》原文以"伤寒五六日"冠首者有六条,其中太阳篇五条,第78、96、147、148、149条(注:条文序号依明代赵开美刻本的现代通行本为准,下同)都是讨论病传少阳及其变证的,只有一条在厥阴篇(第347条),是"脉虚复厥"的阴证。所以,在"伤寒五六日"这个时段,根据张仲景的经验,多病传少阳。

2. "五六日"是值少阴主气之期

太阳与少阴寒热互化。《伤寒例》谓:"少阴受病也,当五六日发。"说明五六日值少阴主气,阴经主气。《素问·六微旨大论》云:"太阳之上,寒气治之,中见少阴……少阴之上,热气治之,中见太阳。"太阳与少阴互为中见(即借助中见之气的载体来转化),生理上存在着"寒热互化"的联系。所以,仲景数条都云"伤寒五六日",而不云"太阳病五六日",强调的是"寒",寒乃太阳本气是也!

3. 为什么值少阴主气之期而病传少阳?

这里涉及少阴与少阳的关系问题。什么关系呢?《素问·阴阳离合论》曰:"是故三阳之离合也,太阳为开,阳明为阖,少阳为枢……三阴之离合也,太阴为开,厥阴为阖,少阴为枢。"由此可见,少阳主枢,少阴亦主枢,枢者,转也,是其共同点。具体表现在以下几个方面:

首先,少阴为水火之脏,少阴主枢,是在三阴这个区域内调节水火的升降（如少阴篇中的黄连阿胶汤、猪苓汤、真武汤、四逆汤等），亦可从阴出阳，转出太阳而病解（如少阴篇的麻黄细辛附子汤、麻黄附子甘草汤）。

其次，少阳主枢则是在三阳这个区域内协调表里的开阖，使邪从少阳转出太阳，随太阳之开而病解（如小柴胡汤、柴胡桂枝汤、柴胡桂枝干姜汤等）。

最后，这在柴胡桂枝干姜汤方药组合中也有所体现：少阴为水火之脏，少阴主枢，是在三阴这个区域内调节水火的升降（方中天花粉、牡蛎是其体现，火降则水升）；而少阳主枢则是在三阳这个区域内协调表里的开阖，使邪从少阳转出太阳，随太阳之开而病解（方中柴胡、桂枝是其体现）。

所以"伤寒五六日"，转化的时间点是值"五六日"少阴主气，而落脚点则是"半在里半在外"之少阳病位。

4. 少阴与少阳的鉴别

正因为少阴与少阳均有枢转的共同点，所以仲景紧承此条，在第148条针对"伤寒五六日"这一特定时段谈了少阳与少阴的鉴别问题，指出："伤寒五六日，头汗出、微恶寒、手足冷、心下满、口不欲食、大便硬，脉细者，此为阳微结，必有表，复有里也。"并强调："此为半在里半在外也，脉虽沉紧，不得为少阴病，所以然者，阴不得有汗，今头汗出，故知非少阴也。"说得十分明确。所以"伤寒五六日"，正邪交争于太阳之表，值五六日少阴主气，在表之"血弱气尽"，正气已无力拒邪外出，在这个时间点上转化，以"枢机"为转，或转为少阴，或转为少阳。根据张仲景的经验，"伤寒五六日"，退居半表半里形成少阳病的情况更为常见。

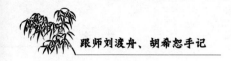

三

时至今日，学界仍有人怀疑（或部分怀疑）张仲景序文的真实性。客观上这对《伤寒论》的研究不可避免地带来一定负面影响，会有意无意地割断《内经》与《伤寒论》的一脉传承，走日本古方派的老路。也有学者认为《伤寒杂病论·序》并非张仲景原著所有，而是王叔和在后来的整理编次中最后加上去的。为此，笔者撰写了《从〈伤寒杂病论·序〉看中医传承问题》一文，认为此说不能成立（详细论证见后）。以叔和治学态度之严谨，又是太医令的特殊身份，主观上不可能把自己的东西冠以仲景之名。且拿王叔和《脉经·序》两相比较，自然与仲景序文的性格气质、语言风格有很大区别。如果叔和编次不忠于原书，则博学严谨之皇甫氏不会给予王叔和"甚精"之评价。这也是重要的佐证。

此外，根据相关文献资料与学者的研究，笔者针对此序中有争议的字、词、句、段进行释义，多方面多角度切入，对序文的真实性做了详实的分析考证，并力求严谨地阐述了《伤寒论》六经六气的理论框架。如"建安纪年以来，犹未十稔"的年代划线，就确切的时间概念而言，"建安纪年"中的"纪年"二字，即"记录元年"之意。有学者说："纪，在古代用算年份时，应是十二年为一纪……建安元年是196年，以此推算建安纪年是208年了。"我认为这是误读，"纪年"不含此义。纪年的"纪"同"记"，主要用于"纪念、纪年、纪元、纪传"等，当记录、记载讲。"纪年"即记年代，如我国过去用干支纪年，从汉武帝到清末兼用黄帝的年号纪年。联系此句的语境"建安纪年以来"，显然指的是"纪元"，即"纪年的开始"之义。

关于张仲景序的写作年代，笔者通过查阅相关史料记载，分析如下。

第一，处于汉魏"转型期"这段历史的实际情况是：曹操统一北方，成为北方政权的实际领导者，汉室皇帝形如傀儡，空有其名而已。

第二，献帝建安十八年（公元 213 年）五月曹操自立为魏公，献帝册封曹操为魏公的策文上这样写道："朕以不德，少遭愍凶，越在西土，迁于唐卫。当此之时，若缀旒然，宗庙乏祀，社稷无位；群凶觊觎，分裂诸夏，率土之民，朕无获焉，即我高祖之命，将坠于地。"这无异于大汉王朝将亡的绝望的悲鸣！曹操实际上已是大权独揽，确立魏国建制。这个时间节点尤其重要！

第三，查《后汉书·卷九·孝献帝》中有明确记载：建安"十八年夏五月丙申，曹操自立为魏公，加九锡"；"十九年十一月丁卯，曹操杀皇后伏氏，灭其族及二皇子"；"二十一年夏四月甲午，曹操自进号魏王"。据此，笔者完全可以推断，以曹操的居心叵测与能量，在汉献帝建安十八年五月曹操自立为魏公后，实际上已经代主而立，一言九鼎。

第四，在这样的社会政治背景下，仲景序文称"汉有公乘阳庆及仓公"，不避"秀""保""志"之帝讳，且直接称"汉"，则此序的写作时间当在建安十八年以后（甚至不排除身在曹魏管辖区）。所以，按照一般惯例，当是张仲景已经完成了巨著《伤寒杂病论》的竹简撰写之后，写此序文。

第五，唐朝王冰在《黄帝内经素问注·序》中称"周有秦公，汉有淳于公，魏有张公、华公，皆得斯妙道者也"。其言"魏有张公（张仲景）"，同样是从史书记载"建安十八年曹操自立为魏公"这个时间节点立论的。这是符合史实的一个重要佐证。

第六，从序文云"建安纪年以来，犹未十稔……感往昔之沦丧"等时间用词，分明是在回忆过去已经发生过多年的事情。由此也证明这是一篇回顾性的序文。

笔者同时认为，古人记述不似今人，完全按照今天的教科书对中古时

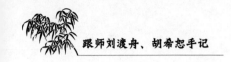

代的朝代分期来解读历史人物。尤其是汉魏历史的过渡期，人物之间存在着你我彼此交织的复杂关系，不可能截然划分。

必须承认，张仲景这篇序文不过六百余字，然笔墨饱满，显示出作者深厚的学养与思维水平。从文章笔调风格、社会政治文化背景，记录的事迹与所列参考书籍均在作者所处年代之前，还有强调"并平脉辨证"与全书辨脉辨证的一致性等来推测，故该篇序文的真实性是可信的。他以"勤求古训，博采众方"的治学方法，重点参考书是"撰用《素问》《九卷》《八十一难》《阴阳大论》《胎胪药录》"，关键是"并平脉辨证"五字，将"平脉辨证"作为贯穿全书的一条主线而一并编入书中。此与卷首的《辨脉法》《平脉法》的精神自然吻合。此外，张仲景明确了自己的学术主张："夫天布五行，以运万类，人禀五常，以有五脏，经络府俞，阴阳会通，玄妙幽微，变化难及，自非才高识妙，岂能探其理致哉！"所言内容符合东汉末年社会自然与人文背景（详见后文），同时道出了张仲景学术视野的深邃宽广与自信！强调为医者的修业治学的尺度，同时批评了因循守旧、敷衍搪塞的医疗作风。开篇提出"精究方术"，结尾再次明确"余宿尚方术"。这些都是需要我辈思考的问题。

此外，考证《伤寒杂病论·序》的语言形式，属于骈散结合的文体风格，具有较鲜明的汉末魏初的文学特征。为了准确定位序文的历史背景，不妨回顾一下建安年间的文学特色。沈约《谢灵运传论》说："自汉至魏，四百余年，辞人才子，文体三变。相如巧为形似之言，班固长于情理之说，子建、仲宣以气质为体，并标能擅美，独映当时，是以一世之士，各相慕习。"这里提到了"建安七子"之一的王仲宣（据记载张仲景为其诊病）即其中著名的人物，由此可见那时候骈文已风行一时了。从东汉的散文化的骈文，一变而为纯粹的骈文，魏代实为转变期间的一大关键（汉末魏初与晋代文笔的区别详见后文，此不赘述）。

观张仲景序文的语言，散文中亦讲究音律的对比和排偶句式，使骈散融为一体，但骨气奇高，直抒怀抱，讥弹时人，文笔锋利，从而达到审美与说理具盛的文质并茂的境地。同时也表现出仲景自视甚高的个性。序文的语言表达符合汉魏时期骈散结合的特点，如随处可见的四四句、六六句、四四四四句、六六四四句等，句式整齐规范，内容骈偶对仗，文字平仄和谐（例句详见后文）。如此句式，以文格论仍为散文的叙述笔调，但依句法的组织来说，它每一个意思的完成必须凑成两句或四句……全然为了使文句排偶对称的缘故。

此种文句构造亦可证明，张仲景的这篇序文是在撰写完《伤寒杂病论》之后而作，明显留下汉魏"转折期"骈散结合的印记。而《伤寒论》正文的语言，更具质朴厚重、古韵苍苍的雄浑之美！确实包括张仲景"勤求""博采"前人遗训之内容，然以"论辨"一线贯穿，则仍带有东汉清议的风气，书名为"论"，诸篇名之首皆冠以"辨"，将"论"六经六气理法方药与"辨"三阴三阳病脉证紧密结合，并时时设有"问答"，述义繁简互证，言理对比发明，宾主假借彼此呼应，行文如云龙出没又一贯首尾。则《伤寒论》从内容到语言的构成，非出自仲景一人之手可知。包括三阴三阳六经，传承于《素问》；《伤寒论》中的部分方剂，出自《汤液经》，乃自远古而来。正如宋儒高保衡、孙奇、林亿所谓："是仲景本伊尹之法，伊尹本神农之经，得不谓祖述大圣人之意乎？"笔者认同这样的观点，即张仲景医学渊源于"医经家"与"经方家"，《伤寒论》以经方家之著作《胎胪药录》并《平脉辨证》（包括《汤液经》）为主要资料，继承的是"方"；但以医经之理论为指导编撰而成，强调的是"论"。

四

学界都知道，研究《伤寒论》，王叔和是一位绕不过去的人物。为此

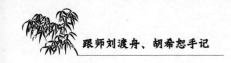

撰写专文《读〈王叔和生平事迹〉的思考与探讨》，集中探讨了王叔和其人其事与其所著《脉经》的价值，如王叔和撰次仲景遗论的年代划线、《脉经》与《伤寒论》"遗文"比较、《脉经》的临床与文献学价值等，均做了详尽的分析梳理和力求严谨的探讨。

王叔和正史无传，我们只能从考查山阳高平王氏的相关史料记载和相关史实入手（详见后文），挦出几条重要的线索，进而初步推断出以下结论。

第一，王叔和与王粲、卫汛为同时代人，且年龄上很接近，王粲可能稍长，叔和次之，卫汛与叔和同龄或稍次之，又都见到仲景。因此考证王叔和的生卒年代，约为公元 180 — 263 年间。

第二，王叔和任魏太医令当在 40 岁以后，即魏文帝曹丕正式登基（公元 220 年）以后的事。

第三，王叔和是在任魏太医令以后的魏黄初年至青龙三年（公元 220 — 235 年）前，撰次整理了张仲景的《伤寒杂病论》。

第四，王叔和编撰《脉经》的时间，约在叔和 55 岁以后，即青龙三年（公元 235 年）以后，甚至不排除在王叔和的晚年，即嘉平年间（公元 250 年左右）。

王叔和以其严谨的治学精神，将《伤寒杂病论》原文文字遗漏或错误之处、句子文义不整者，在自编的《脉经》中加以正误补阙；并把新发现的仲景佚文补入其中；同时为方便临床运用而重加编排。这也正是《脉经》约有 2/5 以上的篇幅为《伤寒杂病论》内容的所以然。叔和用心良苦可见一斑！

此外，叔和为秉承仲景先师"平脉辨证"之遗训，于是"撰集岐伯以来，逮于华佗，经论要诀，合为十卷。百病根源，各以类例相从，声色证候，靡不该备，其王、阮、傅、戴、吴、葛、吕、张，所传异同，咸悉载录"。冠以"脉经"之名，集前贤脉学之大成。所以晋人皇甫谧（公元 215—282 年）在《针灸甲乙经·序》中感慨道:"近代太医令王叔和撰次仲景遗论甚精,皆可施用。"《晋书·皇甫谧传》记载其"博综典籍百家之言,沉静寡欲,始有高尚之志,以著述为务"。因其治学严谨和著述的准确性与权威性,深得魏晋两朝官家及民间认可。所以皇甫氏能给予叔和"撰次仲景遗论甚精"的评价,是对叔和的撰次忠实于仲景原文的最好证明。因此,《脉经》可视为《伤寒杂病论》的最早传本当断无疑义,亦是学习《伤寒杂病论》最佳且最为可靠的对照参考书籍。

王叔和的《脉经》不仅具有版本文献学不可替代的价值,而且更具有指导临证诊脉的巨大价值。比如《脉经·卷一》中《两手六脉所主五脏六腑阴阳顺逆第七》记载:"《脉法赞》云:肝、心出左,脾、肺出右,肾与命门,俱出尺部。魂、魄、谷、神,皆见寸口,左主司官,右主司府。左大顺男,右大顺女。关前一分,人命之主,左为人迎,右为气口。神门决断,两在关后。人无二脉,病死不愈。诸经损减,各随其部。察按阴阳,谁与先后。阴病治官,阳病治府。奇邪所舍,如何捕取?审而知者,针入病愈。"这是王叔和收录早已亡佚的古籍《脉法赞》中的一段。对于我辈今天临证"察色按脉,先别阴阳",对于掌握"人迎""气口"的定位,都非常实用。限于篇幅,这里不逐字逐句解释,仅据这段文字扼要归纳六点临床切脉的技术和秘诀。

(1)脉的寸关尺五脏定位是,左为心、肝、肾,右为肺、脾、命。左关属肝,肝藏魂;右寸属肺,肺藏魄;右关属脾,脾消谷;左寸属心,心藏神。这实际上就是告诉我们,当根据五脏切脉的定位来诊察病人的精神状态与后天之本的关系,注意这几个字,即魂、魄、谷、神的病理表现皆可辨脉而知。

(2)"左主司官,右主司府",即左脉主管火(寸)、木(关)、水(尺),是官(我克);右脉主管金(寸)、土(关)、相火(尺),是府(被克)。此即强调脉诊的五行思维。两手左右脉存在着五行制约关系,即左

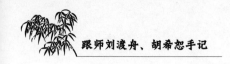

寸脉火克金（右），左关脉木克土（右），左尺脉水克火（右）。

（3）讲切脉分男左女右，男者左脉大为顺为阳，女者右脉大为顺为阴。《素问·阴阳应象大论》曰："左右者，阴阳之道路也。"阳气行于左，阴气行于右。

（4）切脉关前为阳，关后为阴。强调切脉"关前一分，人命之主，左为人迎，右为气口"，这句话很重要，即注意关前一分位置的脉动，明确告诫这是人的性命所主。左寸（含关前一分）为人迎，右寸（含关前一分）为气口。《素问·经脉别论》曰："气口成寸，以决生死。"这一点可以说是辨脉的秘诀。

（5）同时注重两尺脉，即"神门决断，两在关后"。"神门"，这里是指根脉，即《难经·八难》所谓"三焦之原，一名守邪（防御邪气）之神"。

（6）最后落实到六经上，确定属于三阴经或三阳经，即"察按阴阳"，而决定治疗的先后。"阴病治官，阳病治府"。如果是三阴病，要先治官（我克）；若是三阳病，要先治府（被克）。

这段文字可以说是对《内经》《难经》脉学理论返博为约，言简意赅，内容异常丰富，颇为实用，因而被收录于《脉经》中。

以上，扼要谈了刘老、胡老的基本学术思想与探讨仲景学说的部分要点，算是一个框架。读者可循此思路详细了解相关内容，希望能给您带来阅读的兴趣与临证思考。

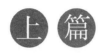

刘渡舟、胡希恕学术思想比较

刘渡舟、胡希恕学术思想之对比探讨

缘　起

年前，中国中医药出版社《中医师承学堂》系列丛书主编刘观涛主任打来电话对我说："现代的中医伤寒学界主要是两大学派，分别以刘渡舟、胡希恕为代表人物。这两位伤寒大家您都最近距离地受教过，拜过师，一定会有些特别的感受。希望您能写一篇解读比较两位先生学术思想的文章。"平心而论，这是一个有相当学术分量的题目，不同于一般的回忆性文章。两位伤寒大家学有渊源，我跟师所学不过一鳞半爪，谈此题目心有余悸，故迟迟未敢动笔。好在几十年临床下来，对学习消化两位大家的学术思想，多少有些思考及临证感悟，尤其是比较两位先生的不同学术观点，作为后学，我们可以从中吸取些什么？对我们日后的读书思考与临证有哪些启发？都是有着重要借鉴意义的。现就此题目尝试着谈一谈，愿与同门、同道诸位共同交流。体会肤浅或者不当之处，还请指教。

刘老与胡老由于师承经历、知识结构和个性特点的差异，故反映在伤寒治学的学术观点上有着诸多不同，如对辨证论治的认识，对六经与八纲关系的认识，对柴胡剂临床应用的不同体会，对柴胡桂枝干姜汤方证的不

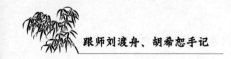

同观点，对少阴病、厥阴病概念的不同理解等。限于篇幅，本文主要从十个方面尝试着比较如下。

一、师承经历、知识结构和个性特点比较

中医学作为中国传统文化的一个重要分支，大约属于自然哲学门类，且有着浓厚的古代人文色彩，所谓"儒医相通""秀才学医，笼中捉鸡"，从古到今，很多医家都是医文兼通的。刘老与胡老的文章功底都不错，临证水平更是出类拔萃，这从他们的个人著作与患者口碑中即可了解到。同时也应承认，由于在早年中医启蒙阶段有着截然不同的学医经历和诸多个人因素，从而对他们日后各自不同学术思想的形成打下了深刻烙印。

（一）刘老侧重于知识积累型

刘老的中医启蒙阶段很传统，他16岁起正式拜家乡营口名医王志远先生为师学医，3年后又师从大连名医谢泗泉先生，凡7年背功，熟读了《内经》《难经》《伤寒杂病论》《神农本草经》四部经典，并背诵了其中大部分内容；且还背诵了《医宗金鉴》里包括针灸在内的多科心法要诀、陈修园的《长沙方歌括》及《药性赋》《濒湖脉诀》等。刘老背书的功底是惊人的，《伤寒杂病论》自不必说，就连针灸十二经脉、奇经八脉的循行走向也是张口即来，正如刘老自己所说："叫一个中医不能背书是没有功夫可言的，自然也不会有发展潜力，熟能生巧嘛，首先是熟！"除四部经典外，刘老在其一生的读书生涯中，对金元四大家的代表作，对《伤寒论》有代表性的名家注本，还有温病学派的叶天士、薛生白、吴鞠通、王孟英等人的著作，都下过大的功夫。我曾亲耳听到刘老说过他喜欢读叶天士的《临证指南医案》，对叶氏运用仲景方药灵活化裁取效神奇的案例每每拍案叫绝！所以，刘老的中医学养深厚，学识广博，用"博闻强记，学富五

车"来概括，名副其实。

联系刘老早年的经历，他于 1945 年抗战结束后即来到北京，在城内钱粮胡同南花园挂牌行医，同年参加南京政府部署、由戴传贤主持的全国中医师特种考试，获得通过。中华人民共和国成立后的 1950 年，考入卫生部中医进修学校深造，学习西医学基础知识及临床课程。毕业后到天坛华北人民医院中医科工作，次年调到永定门联合诊所，后又转到南苑大红门联合诊所任所长，从事中医临床工作。于 1956 年调入北京中医学院任教，时年 39 岁。也就是说，刘老在步入中医学院教学之前，已经具备了相当坚实的中医理论功底和一定的现代医学知识。在我所接触的老一辈中医里，像刘老这样广泛而扎实的背功也是少见的。所以刘老对他的学生在打基础阶段同样要求练习背功。

我跟随刘老学习最突出的感受就是充分认识到知识积累的重要，功夫活儿占很大比例。记得在跟随刘老学习的第一年，主要是背《医宗金鉴·伤寒心法要诀》、陈修园的《长沙方歌括》等。当进入背诵《伤寒论》原文时，感到压力很大，经常是背书到深夜，困了就接半盆凉水扎几个猛子，清醒片刻接着背，以完成当天的计划。那时我基本上每周两次去刘老家学习。印象中有一次去刘老家，赶巧一位伤寒教研室的老师也在，经刘老介绍我礼貌地打了招呼，突然刘老说要考考我《伤寒论》背得怎么样。

刘老："我随便拿出一条你背一背，好吧？"

我忐忑不安地点点头。

刘老："第 48 条。"

我一愣，脑中快速搜索着。

刘老："我给你开个头：二阳并病……"

就这样我把第 48 条并不流畅地背了下来。

刘老听后"嗯"了一声，说："还可以，但是不熟。一定要熟，要滚瓜烂熟才行！"随后眼神转向那位教师说："我的学生就得讲究背！"

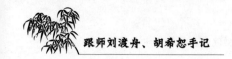
在进入第二、第三年的学习阶段，在熟读《伤寒论》的同时，参考成无己、柯琴、陈修园、丹波元简等诸家的注本，刘老给我布置的学习方式是，将学习内容分若干个单元，每学完一个单元要求我归纳出一些问题来，然后刘老再逐一给我解答。经常是我提出某一问题后，刘老的答复是：去看成无己《注解伤寒论》某条下的注解，或者去看丹波元简《伤寒论辑义》某页的注解，或者认真看一看柯琴的《伤寒来苏集》中"伤寒总论"14条，最好能默诵。诸如此类，这让我深切地感受到先生读书之广，用功之深！正如刘老自己常说过的："什么叫学问？肚子里要有几本书！古人说过：'如切如磋，如琢如磨。'读书要切磋琢磨。"

（二）胡老侧重于质疑思考型

同样是十六七岁的青少年时期，胡希恕酷爱足球运动，据有关资料介绍，他1915～1919年就读于沈阳奉天省立第一中学。每每在运动场上精力充沛、生龙活虎的胡希恕等四人，引起在一旁观看的国文教师王祥徵先生的注意，并诱导他们学习中医。王先生为河北乐亭人，为清末国子监培养出的进士。在国子监就学期间，曾与某太医同室而渐学中医。辛亥革命爆发后，王仕途中断，无奈投奔于沈阳某同学所在之奉天第一中学，担任国文教员，并业余行医。经王祥徵多次劝诱，终于使胡希恕等四人拜其门下，因其讲授极好，渐渐吸引更多学生来听课。

受当时西学东渐社会背景的影响，王祥徵讲《伤寒论》脱离传统脏腑经络，主张结合近代科学，并推崇中西汇通派代表人物唐容川的学术观点。如此两年讲完了《伤寒论》，授业的十几名学生中，胡希恕学得最好，并于1919年参加沈阳市政公所中医考试，获取中医士证书。另外，胡老于1936年后拜师朱壶山先生。朱氏曾任法律学校教员，善诗文，有《壶山诗集》存世。朱氏的医学背景师承唐容川，是其入室弟子。朱氏的医学观点同样是立足实践与革新。这两位先生对胡希恕日后中医观念的形成影响很大。

胡老生于清末的 1898 年（光绪二十四年）。可以说 100 年前的中国，由于西方科学的强力输入，使得中国传统文化（包括中医学）受到很大冲击，当时的思想文化界甚至兴起废除汉字以拼音代之的思潮，包括废除文言文，提倡所谓"白话文运动"。即便是曾深刻影响了 20 世纪初中国文坛的朴学大家章太炎（1869—1936 年）先生，同样受到这股思潮的影响，如在对待中医五行学说上，他激烈地批判道："五行之说，昔人或以为符号，久之妄言生克，遂若人之五脏，无不相孳乳，亦无不相贼害者，晚世庸医，籍为口诀，则实验可以尽废，此必当改革者也。"（见《章太炎全集·卷八》）毋庸讳言，正是在这样的时代背景下，中医界不少传统经方学家拿西医的一些知识解释中医的基本原理和概念术语，包括当时的一些名医，如祝味菊（1884—1951 年）、陆渊雷（1894—1955 年）、章次公（1903—1959 年）、严德润（1898—1984 年）等都力倡中西汇通。他们或是有留学背景的西学中人士，或是有国学功底的医文兼通人士，且都是有着个人著述的才子型精英人物。还有中医名家张锡纯（1860—1933 年），他的《医学衷中参西录》在中医界人所共知，然这部著作的真正价值，是书中保留了许多有效验方以及张氏对中医学理结合临床的悟道之论，而不会是白虎加人参汤配合阿司匹林之类。所以，客观理性地说，中西汇通派在接受西医知识"改造"中医方面，明显有其历史的局限性。恰恰是在这样的社会背景下，胡希恕先生经历了他的风华正茂之年，因而不可避免地打下时代的烙印。具体有如下几点：

首先，从胡老的学医经历可知，胡老接触中医的第一步并非通常所说的基础课，一上来就是《伤寒论》，而且在诸多学生中他学得最好。足见其接受能力之强，颖悟之高。这部书既是胡老中医知识结构的基石，又是他后来用毕生精力研读与临证的经典。看一看今天的中医大学本科生，五六年下来，问其《伤寒论》学得如何？不言自明。《伤寒论》这部书充

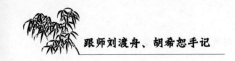

满了辨证思维，堪称中医临证的"活水源头"，极其灵活。中医传统教育方式是师徒传授，一般来看，有什么样的老师就有什么样的学生，基本上已成定式。这个"先入为主"对学生的影响太大了！胡老对《伤寒论》不讲脏腑经络学术观点的形成，无疑受到其师王祥徵与朱壶山先生的深刻影响。

其次，从胡老的知识结构分析，他1919年考入北京通才商业专门学校（北京交通大学前身），该校以培养汇通型人才为主要方向，而且是英文教学。胡希恕毕业后，于1924～1927年在县立和省立中学任英文教师，如此强化西方思维方式的训练，促使他日后对中医的认知便自觉地力求严谨的思维过程和语言表达的逻辑性，乃至这样的知识结构与思维方式无疑促成了他日后在临床中简洁明了、单刀直入的临证诊治风格。此外，他在1928～1935年，先后担任哈尔滨市电业公司会计股、市政局事业股、市政公署营业股股长，尽管工作与医学不相干，但对于经营管理上思维能力的训练与变通同样潜在地影响着他后来对中医的思考与临证思维，从而养成了一种对传统文化自觉地提出质疑和独立思考的习惯。

再次，就胡老的个性特点而言，我在听胡老讲课时有一个突出的感受，他讲解《伤寒论》条文时非常洒脱自如，很少引证他说，更多的是直接和《伤寒论》原文对话，甚至时不时还挑《伤寒论》文字流变的毛病，从不人云亦云。有临证体会的条文更是讲得十分精彩。对解释不了的条文也绝少模棱两可，而是态度鲜明。所以听胡老讲课，至少在课堂上真的没有一头雾水之感。我想这与他长期形成的独立思考的思维方式有很大关系。同门的师兄们都知道胡老喜欢围棋，我曾亲眼见到晚年的胡老在家中自己跟自己"对弈"。后读《中国汤液方证》谢海洲先生的序言："近人朱清时院士，谓棋弈家运筹帷幄之中，其脑际图像是变化的，棋术愈好其变化愈精微。且指出中医师临证亦然，多么深刻的比拟。50年前，我与胡、陈二老同去文化宫观棋，当时陈祖德初显身手，而胡、陈二老观后要复盘默棋，一子不差，这时我曾征询过二老，他们所述一致，此皆熟读伤寒学之功也。"起源于中国的围棋无疑是一种高雅的智力游戏，蕴藏着深厚的中国传统文化的智慧与悟性。胡老数十年精于此道并潜心玩味，这与他毕生钻研、潜心玩味《伤寒杂病论》，二者相得益彰！

还有一点，就是胡老积极吸纳西医学知识来解释《伤寒论》，如心下痞证、蓄血证等。据说他案头经常翻阅的书是 1956 年出版的苏联高等医学院校的《病理生理学》，受神经生理学家巴普洛夫条件反射学说的启发，提出中医"辨证施治"的定义，指出："中医辨证施治，是在患病机体一般规律的反应基础上，顺应整体的、探求疾病的通治方法。"此外，需要正视的是，胡老对日本医家汤本求真的《皇汉医学》类方证的编排体系倍加推崇，尝言："所阅之书既多，则反滋困惑而茫然不解。后得《皇汉医学》，对汤本求真氏之论大相赞赏，而有相见恨晚之情。于是朝夕研读，竟豁然开悟，而临床疗效从此则大为提高。"拜读胡老 20 世纪 50 年代写的《伤寒约言录》，是先生研究、探索《伤寒论》的一大成果，书稿以"约言"的形式，对《伤寒论》的主要精神，按病、证、方证的结构层次逐一梳理、归纳，由博返约，示人以规矩准绳；同时，书中大量引用了《皇汉医学》的病案并加评语，有肯定，有否定，亦有就其病案阐述自己的临床经验。一定意义上说，胡老的这本"约言录"，是步入《伤寒论》大门的一把钥匙，也是阅读《皇汉医学》的上佳导读本——执简驭繁，便于临证。

（三）谈谈日本古方派

这里我想顺带提一笔，产生于日本江户时代（1603—1867 年）的古方派，他们虽然崇尚《伤寒论》，但主要的还是基于注重实用的思想。他们把《伤寒论》看成是一种从纯粹的观察和实践中得来，以"方证对应"的形式写成的一种经验实证主义医学。因而古方派对于《伤寒论》的研究唯图"实效"。正如傅延龄教授所说：日本古方派"在学术思想上排斥《内

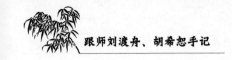

经》，崇尚《伤寒论》，否定'后世派'，注重实证亲试。古方派的医家普遍认为《内经》与《伤寒论》无关，所以《伤寒论》中未论及脏腑、经络、五行学说；即使有论者，也是后人掺入的。在这种思想影响下，一些古方派医家试图重订《伤寒论》正文，并做了若干尝试，致使不少冠以'复古''复圣''古文''古训''删定''修正''辨正''章句'等《伤寒论》注释书问世"。（见傅延龄主编的《张仲景医学源流》）

在这一点上，吉益东洞（1702—1773 年）堪称汉方医学古方派的代表人物，他"注重实效，竭力反对理论上的穿凿附会，竟发展到把一切中医理论俱斥为'空谈虚论'，他认为阴阳五行为'天事'，不可测度，不能实见，是与'人事'无关的空洞理论。他还怀疑中医的藏象、经络、药性、诊脉等各方面的理论和学说……斥五行为'邪说'，五运六气为'空论'"，"吉益东洞几乎排斥中医学的所有基本理论，拒绝了中医学的诸多学说，未免失之偏颇，这给古方派的学术发展带来相当大的局限性"。（同上）

日本古方派强化了《伤寒论》的实践价值，这一点值得肯定。但该派罔顾历史，抛弃《内经》理论，排斥伤寒学理，割断《内经》与《伤寒论》的血脉联系，欲扬反抑，反而掩盖贬低了《伤寒论》学术体系的价值。包括五行学说在内，自从它被吸纳进《内经》《难经》以后，不仅具有中医理论体系框架结构的意义，也不仅仅是反映在生克乘侮的表面形式上。其真正意义，我体会是在临证的思维方式与用药思路上，其作用是一贯到底（具体用药、具体配穴）的，甚至在预病防变上，都有其独特的价值。比如《素问·至真要大论》的"病机十九条"，金代河间学派开山人物刘完素，据此运用五运六气之理阐发火热病机，其学术思想对后世温疫学派、温病学派影响深远。《至真要大论》原文在提出病机十九条后又加上一段话，很多人不以为意而顺口滑过，其实很重要，就是"谨守病机，各司其属……"那段，其中特别强调了"必先五胜"。什么意思？即要首先知道五脏中哪一个脏气偏胜，然后根据五脏之间的五行生克乘侮关系来纠正其偏。笔者体会，这个在临证中很重要，具有临证理法方药以不变应万变之妙用。

同理，讲六经辨证的太过与不及，这个"太过与不及"是有标准和依托的。其标准和依托自然包括五运（五行）六气。而过分强调实用性（实际上等于废医存药）的日本古方派，他们很难具备这样的学术眼力与文化底蕴，不能不说失之偏狭，具有明显的思维局限性。正如刘渡舟老师所讲："我们不能像日本人，在古籍研究上他们得出结论说《伤寒论》是实践医学，对《伤寒论》很推崇，对《内经》却不重视……他们就不知道这里面有很多是医学的根本。"毋庸讳言，日本古方派的学术观点确实对国内近现代某些中医名家产生过较大的影响。

（四）所处学术环境不尽相同

刘渡舟老始终身在学院教学，作为元老级《伤寒论》专家，几十年来参与和主持编写了数版《伤寒论》教材。所以教材的传统化、客观化、标准化的大纲编写要求是必须遵循的，任何个人见解必须经过集体讨论通过后方可采纳，可称为"学院派思考"。作为更注重知识积累型的刘老，"传道授业解惑"是其一生遵循的传统治学之路，同时强调理论与临证的衔接或者说理论对临证的指导作用。他身在教学第一线，经常是带着教学中遇到的问题，有目的、有针对性地临证，而临证每有所得便及时记录下来。如果此案颇受启发并能够说明经典中的某段话，他定会撰写出文章发表的，学伤寒、教伤寒，最后要落实到用伤寒方解决临床实际问题，所以有效病案的搜集、积累就显得尤其重要，它直接影响到伤寒教学的质量。刘老临证每每有感即发，思考层面的题目自然层出不穷。据不完全统计，刘老生前正式发表的学术文章达 120 余篇，出版的论著（个人撰写、与他人合著及学生整理）有十余部。特别是在《伤寒论》文献校注方面，由刘老领衔主编的《伤寒论校注》，是继宋治平年后一千年来又一次由国家组织

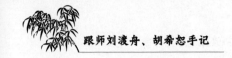

校注的《伤寒论》，是研究《伤寒论》的最佳版本。此书辨讹释词、训诂解难、探微索隐，以丰富的文献资料详加考证，其学术价值不言而喻。且本书忠实于宋本，保留了辨脉法、平脉法、伤寒例、辨痉湿暍脉证并治及诸可诸不可诸篇。所以，反映在个性特点上，刘老为人随和，中庸儒雅，一派谦谦君子之风，学术上多有感而发，教学勤勉，颇具学者风范。

胡老是 1958 年受聘来北京中医学院（现北京中医药大学）附属医院工作的，时年 60 岁，其后主要是门诊临床为主。门里人都清楚，中医专业不同于其他学科，既要有深厚的知识储备，还要有丰富的临床经验，同时还需要不可缺少的一项，即悟性。张仲景所谓："自非才高识妙，岂能探其理致哉？"唐代王冰也说："假若天机迅发，妙识玄通，蒇谋虽属乎生知，标格亦资于诂训。"都是旨在强调悟性。所以中医的成才周期较长，一般 60 岁左右算步入成熟期。可以推想，胡老 60 岁进入中医学院附属医院搞临床，其个性化的学术观点已形成并趋向成熟。他讲自己认识的《伤寒论》，并不很看重诸家的注解，学术上敢说敢为，力排众议，始终把看病的效果作为研究《伤寒论》的出发点与归宿点，唯疗效是从。尝言："医学之理在于治病，至于舞文弄墨之士，岂能窥仲景之项背？"他数十年潜心研读《伤寒论》达到痴迷的程度，笔记手稿盈尺，笃信"方证辨证"。他晚年讲课时就说过："我 19 岁就读《伤寒论》，至今 83 岁，这期间自我否定了不知多少次。"这种充满个性化的思维方式，形成胡老拒绝合唱、特立独行的学术风格。

再看他的临证处方，有研究学者以《中医临床家胡希恕》（冯世纶主编）一书涉及的病案统计，共计 136 则医案，处方 260 次（按每一诊次计），胡老使用张仲景经方的概率高达 99%，经方合方使用 115 次，约占 44%（参见张牧川《胡希恕经方医学思维研究》）。由此可见，胡老是一位十分罕见的名副其实的纯经方大家！这让我想起西方大哲笛卡尔的一句名言："我思故我在。"这个"思"可理解为怀疑，即我怀疑所以我才存在。

正是这种质疑与独立思考的特点，使胡老极其谨慎地对待自己的学术文字，他一生研究《伤寒论》的多次自我否定，每一次否定就意味着一次升华，然而他却极少发表学术文章，认为思考还不成熟，担心发表后误导后人。但在看重论文发表与论著出版的评估体制下，这让胡老"吃亏"不少，所以他治病疗效好在中医学院是出了名的，但学术地位生前却不是数一数二的。如 1981 年"中日《伤寒论》学术讨论会"中方学术发言的专家没有胡老，甚至中华全国中医学会 1982 年《仲景学说讨论会论文汇编》33 位专家作者中竟未见到胡老一篇文章。实为憾事！

客观地讲，比较刘老和胡老的学术特点，刘老在伤寒学理的传承与认知方面，其公允和全面是显而易见的；而突显"六经辨证"，用纯经方单刀直入驾驭临证并疗效卓著，又是胡老伤寒的一大特色。观两位先生的临床验案，刘老更多的是用临证事实来证明经典理论的正确（如认为六经的实质是以脏腑经络为物质基础），并用自己亲身临证体验来丰富六经辨证的学理；胡老则是反博为约地高度浓缩出几个经方（如小柴胡汤、大柴胡汤、桃仁承气汤、桂枝茯苓丸、当归芍药散等）来驾驭万变之临床，同时质疑和独立思考每每见于胡老对《伤寒论》的解读中。

二、对辨证论治的认识比较

（一）刘老谈辨证论治

刘老指出："辨证论治虽然并不是始自《伤寒论》，张仲景在原序中提到的参考书《平脉辨证》可能就是辨证专书，但《伤寒论》实现了辨证论治的全面化和精细化。《内经》中有大量的材料是讲辩证法思想的，要认识疾病，必须树立辩证法思想。《内经》的'治病求本，本于阴阳'就是一种辩证法的思想。《素问·方盛衰论》提倡医生诊病的时候要知丑知善、

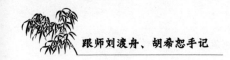

知病知不病、知高知下、知左知右，包含了朴素的辩证法思想。张仲景继承了《内经》的辩证法思想，以阴阳为纲来论述生理病理变化，对于正邪关系、表里关系、寒热关系都是二分法的，并非孤立地静止地看待。不仅如此，荣病要知道卫病，卫病要知道荣病，气病要知道血病，血病要知道气病，脏病要知道腑病，腑病要知道脏病，寒病要知道热病，热病要知道寒病，都是变化的、运动的、一分为二的。"又指出："中医辩证论治的思想是建立在物质之上的，对于人体来说，就是脏腑经络的生理病理反映，所以辩证论治离不开脏腑经络的物质变化。我不同意撇开脏腑经络单纯讲所谓的六个证候群，那样就没有物质基础了，辩证就没有生命力了，也可以说它不可能反映客观了。例如，拿经脉来说，头项强痛就是太阳经受邪；缘缘面赤、额痛鼻干就是阳明经受邪；胸胁苦满就是少阳经受邪；腹满就是太阴经受邪；咽痛就是少阴经受邪；颠顶痛、呕吐涎沫就是厥阴经受邪。这就是经证的客观规律。我们在应用六经辨证时应当据经以认证，才能做到据证以论治。凡是发病，不外阴阳两个方面。一方面，要据经以认证，据证以论治。另一方面，还要认识到阴阳转化问题。当然，这个变化是有条件的，古人总结'实则太阳，虚则少阴'，'实则阳明，虚则太阴'，就看正气抗邪能力的盛衰。如果正气衰了，往往由阳转阴；如果正气恢复了，就会由阴出阳。张仲景《伤寒论》原序里说：'人禀五常，以有五脏，经络府俞，阴阳会通，玄妙幽微，变化难极。'就是说阴阳是变化的、运动的、有转化之机，这些问题和物质运动是分不开的，和脏腑经络的运动、盛衰的变化是分不开的。"（见《刘渡舟伤寒论讲稿》）

刘老早年在《伤寒论十四讲》中同样指出："这种病机的相互影响，表现在具有表里关系的经络脏腑之间联系，所以，辨证决不能离开经络。宋人朱肱认为：'治伤寒先须识经络，不识经络，触途冥行，不知邪气之所在。'他说明了认识经络的重要意义。"

在谈六经为病传变即敏感的"传经"问题时，刘老认为：六经为病不外正邪斗争的进退变化，然正气有强弱之分，邪气有微甚之别，因而就有传经与不传经的问题。邪气传经的形式，归纳起来约有三种情况：

（1）一般传经：如太阳之邪，或传阳明，或传少阳。

（2）表里传经：如太阳之邪，内传少阴；或少阳之邪，内传厥阴等。

（3）越经传：如太阳之邪，不传阳明、少阳，而传于太阴等。

一般传经以外，若其人脏气不足，而又有"直中"之说。直中，指病邪不经太阳、阳明、少阳，开始发病即见少阴证候。这主要由于阳气虚衰，抗邪无力，邪气长麾直入而直接中脏，所以它比以上的传经之病更为严重。

在对待六经实质问题上，刘老鲜明地亮出自己的观点，认为："《伤寒论》以六经辨证为核心，究竟六经的实质是否存在，在伤寒学中也议论纷纷，莫衷一是。有的学者把六经为病归纳成六类证候，用以赅括阴阳表里、寒热虚实等证情。如丹波元坚在《伤寒论述义》中曾说：'伤寒论一部，全是性命之书……所谓病者何也？三阴三阳是也。热为阳，寒为阴，而表里虚实互有不同，则六者之分，于是立焉。'可以看出，他是把六经建立在阳热阴寒的证候之上，而不是把六经建立在脏腑经络之上。为此，他又指出：'至于经络脏腑之言，经中间或及之，然本自别义，全非经之旨。唯以寒热定阴阳，则处处朗然，无不贯通也。'由此可见，丹波元坚的学术观点，是反对从《素问·热论》的六经理论来探讨六经实质的。这种思潮在国内也大有人在，实有加以澄清之必要。"他还指出："《伤寒论》的六经，是继承了《热论》的六经学说，而有其脏腑经络的物质基础，所以六经是物，而并不是六个符号。如果离开中医的传统经络学说去解释六经，则是皮之不存，毛将焉附。因为从《内经》到《伤寒论》脏腑经络学说，本来是一脉相承的，如本论的太阳病提纲，先揭出'头项强痛'一证，它和《热论》说的'其脉连风府'的精神完全符合。"同时指出：《伤寒论》"在六经辨证上比《热论》有了发展，它不但辨热证和实证，而且

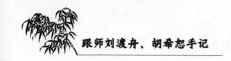
也辨阴证、寒证和虚证。可以这样说,《热论》的六经只辨伤寒,而《伤寒论》的六经,既辨伤寒,又辨杂病,从而建立了辨证论治的理论体系。六经是脏腑经络,而辨证则是脏腑经络生理、病理的反映和客观地分析"。(见刘渡舟《伤寒论十四讲》)

(二)胡老谈辨证施治

胡老首先认为"辨证论治"中"论治"的提法不准确,应该是"辨证施治"。即辨病人刻下的脉证,根据脉证直接用方治疗。这是经方医学执简驭繁的特色。并非四诊合参后再进行一番理论推导,找出初始病因,针对"病因"治疗。这种简化了临证思维环节单刀直入的"施治",事实证明快捷而具显效。这个"证"同样是对机体病程中某一病理阶段的概括,但前提是辨六经八纲之"证"(而非脏腑分型),是针对这一过程中一个时间段的状态进行治疗。笔者理解这是胡老强调"施治"而非"论治"的临床意义所在。

胡老认为,辨六经,析八纲,再辨方证,以施行适方的治疗,此即中医辨证施治的方法体系。他指出,分析六经八纲,可得这样的结论,即不论什么病,在病位则不出于表、里、半表半里,在病情则不出于阴、阳、寒、热、虚、实,在病型亦只有三阳三阴的六类。通过临床实践证明,这确属屡经屡见的事实。六经八纲者,是患病机体一般规律的反映。中医辨证首先辨它们,中医施治,主要通过它们以定施治准则。以太阳病为例:太阳病,并不是一种个别的病,而是以"脉浮、头项强痛而恶寒"为特征的一般的证。若感冒、流感、伤寒、麻疹等发作这样太阳病的证,中医即依治太阳病方法以发汗,不论其原发病是那种病,均可彻底治愈。试想,不同的病,出现太阳证,这不就是患病机体一般规律的反映吗?采用太阳病证的发汗法,而能治愈诸多不同的病,这乃是一般疾病的通治方法!再从方证的说明来看,六经八纲治则的执行,又必须受顺应机体整体情况的方药限制。所以，辨证施治还有适应整体治疗的另一精神，前后结合起来，可做这样的简明定义：中医辨证施治，是在患病机体一般规律的反映基础上，顺应整体的探求疾病的通治方法，并把这一观点拿来指导经方的临证。

但为什么疾病会有六经八纲一般规律的反映？不同的疾病，竟有六经八纲一般规律的反映，其主要原因，不是来自疾病的外在刺激，而是来自机体抗病的内在作用。中医所谓表证者，即机体欲借发汗的机能，自体表以解除疾病而未得解除的现象；中医所谓里证者，即机体欲借排便或涌吐的机能，自消化管道以解除疾病而尚未得解除的现象；中医所谓半表半里证者，即机体欲借诸脏器的协力作用，自呼吸、大小便、出汗等方式以解除疾病而尚未得解除的现象。此乃机体的自然本能与疾病斗争的方式，以是则表、里、半表半里便规定了邪正斗争的病位反映。若机体的机能亢进，就有阳性的一类证候反映于病位；若机体的机能沉衰，就有阴性的一类证候反映于病位……疾病的种类虽异，然机体斗争的形式无异，此所以有六经八纲的一般规律的反映……中医辨证施治，正是顺应机体抗病机制的一种疗法，其有疗效的原因，亦即在此。（见《胡希恕伤寒论通俗讲话》）

胡老认为，中医辨证，不只辨六经八纲，更重要的是必须通过它们来辨方药的适应证。在逐一列举了桂枝汤、麻黄汤、葛根汤、大青龙汤的具体适应证后，他指出：方药的适应证，简称之为方证。某方的适应证，即称之为某方证。如桂枝汤证、麻黄汤证、葛根汤证、大青龙汤证、柴胡汤证、白虎汤证等。方证是六经八纲辨证的继续，亦即辨证的尖端。中医治病有无疗效，其关键在于方证是否辨得正确。不过方证之辨，不似六经八纲简而易知，须于各方的具体证治细玩而熟记之。

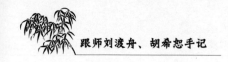

（三）对"辨方证"内涵的不同理解

刘老在《方证相对论》一文中指出:《伤寒论》的方证大义,《伤寒论》的方叫"经方",来源于伊尹的《汤液经》,而被西汉的太仓公淳于意和东汉的长沙太守张仲景继承而流传至今。"经方"的特点是,药少而精,出神入化,起死回生,效如桴鼓而为方书之祖。《伤寒论》的证,又叫"证候",乃用以反映疾病痛痒的一个客观"验证",证有客观的规律性,又有自己的特殊性,它具有可供人分析研究、综合归纳等诸多妙用。

刘老认为"证"的精微之处,古人称之为"机",凡事物初露的苗头都带有机义。他又指出:在临床辨证时,应先抓主证。主证是指决定全局而占主导地位的证候。他还讲过:古人说的"医者意也",这个"意"字,就跳出了教条的框框,赋予了医者的独立思考,运用思维、理论、经验以及调查研究获得的材料,建立自己的"辨证观",用自己的才智进行辨证论治,则天马行空,独往独来。总之,认识疾病在于证,治疗疾病则在于方。方与证乃伤寒学的关键,而为历代医家所重视。所以,"方证相对论"的提出,起到了非凡的积极作用。然而最早提出"方证相对论"的,既不是明清的"错简派"医家,也不是日本江户时代的"古方派"医家,乃卒于公元682年的唐朝的伟大医学家孙思邈。

胡老的"辨方证"指向非常明确,说"辨方证是辨证的尖端"。这句话是胡老一生使用经方的一个总结,说白了就是严格把握仲景方与证的对应性,是高度尖端的一方对应一组特异性脉证。唯有《伤寒杂病论》的方证才具有这样的"尖端"水平,有是证用是方,这个"证"与"方"的内在规律非常耐人寻味,上千年的实践早已证明了经方在临床上的可重复性。正如胡老所说:"咱们都是大夫,不都是搞病例吗? 你辨证完了他辨证,为什么结果不一样? 真理能不一样么? 不一样能是真理么? 能是正确的东西么? ……学仲景这个书你不信你就试试,他这里非常肯定:发热汗出恶风脉缓，就是桂枝汤主之，没有第二个。"《伤寒论》达到了客观脉证与方药高度吻合的标准。所以胡老一言以蔽之："辨方证是辨证的尖端。"

显然，刘老与胡老对"辨方证"的认识角度有所不同。刘老强调"方证"的概念、重要性和来源，与临床辨方证的要点（机、主证、意）；而胡老更侧重"方证"在临床辨证的精准度，强调辨证施治的"这一个"，即尖端环节。

三、对六经与八纲的认识比较

（一）刘老以八纲统六经

刘老从"八纲"概念的历史演变入手，溯本穷源，认为八纲在明、清两代，一些杰出的医家，如张景岳、程钟龄、江笔花等人，他们从六经辨证中抽出阴阳两纲，以统领表里、虚实、寒热的辨证，当时受到医家的重视和欢迎。后来又加以发展和完善，才成为现在的八纲辨证。从江氏的《表里虚实寒热辨》之文，还可看出当时的提法，只是阴阳称纲，然表里虚实寒热犹未被提到纲的高度。江氏说："凡人之病，不外乎阴阳。而阴阳之分，总不离乎表里、虚实、寒热六字尽之。夫里为阴，表为阳；虚为阴，实为阳；寒为阴，热为阳。良医之救人，不过辨此阴阳而已；庸医之杀人，不过错认此阴阳而已。"他的说法与张景岳的"两纲""六变"的主张基本相似。可以说，这是八纲辨证体系形成前的雏形阶段，我们今天重温八纲辨证体系的发展和临床运用情况，作为我们的参考和借鉴，也是很有必要的。然而必须指出的是，八纲辨证的思想源于《伤寒论》的六经辨证。而在《伤寒论》中，六经与八纲又是紧密相连、密切结合、缺一不可的。这是因为，六经是物质的，是脏腑经络的概括，辨证必须建立在物质的基础上，所以诸病不能越出六经的范围。然而，六经的证候表现，也不

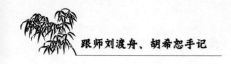

能离开八纲分证的规律，所以两者必须相结合才能完善地用于临床辨证。

刘老在论述八纲辨证与六经辨证相结合的具体方法上，以八纲统六经，即每一经病都有阴阳、表里、寒热、虚实之分，为此刘老撰文《论八纲辨证与六经辨证的关系》做了具体阐述，简述如下。

1. 阴阳

（1）太阳与少阴

太阳与少阴互为表里，若脉浮发热而恶寒的，则为病发于太阳，叫作阳证；若脉沉，无热而恶寒的，为病发于少阴，叫作阴证。

（2）阳明与太阴

阳明与太阴互为表里，故有阴阳之分。若身热、汗出、不恶寒反恶热的，则为病发于阳明，叫作阳证；若阳明中寒，内转太阴，而不能食，小便不利，手足凉汗，大便初硬后溏，为病发于太阴，则叫作阴证。

（3）少阳与厥阴

少阳与厥阴互为表里，而有阴阳之变。若其人往来寒热、胸胁苦满、心烦喜呕，为病发于少阳，则叫作阳证；若见耳聋、囊缩而厥、水浆不入，舌苔黑滑，为病发于厥阴，则叫作阴证。

刘老指出，六经为病，皆有阴阳两方面的问题。于此用对立发展的眼光看问题，则叫作二分法的思想。夫能分则能辨，由此也才能统摄六经，进而辨清表里、寒热、虚实等证。并总结说：阳经之病，多发于六腑，因腑为阳，气血充盈，抗邪有力，故以各种热象为特点；阴经之病，多发于五脏，因脏为阴，气血虚寒，抗邪无力，故以各种寒象为特点。

2. 表里

进一步，刘老指出："阴阳六经为病，皆有一个发病部位的问题，故认清表里部位，则汗下之法，方能用之不殆。"并通过详细分类《伤寒论》原文，分别将六经为病的"表里证"逐一列举，可谓用功之深。

（1）太阳病表里证

太阳病表证——六经为病，只有太阳病能当表证的提纲，这是与太阳的生理特点分不开的。太阳经上连于风府，为诸阳主气，故它总六经而统营卫，为一身之外藩。所以，太阳主表。另外，六经各有经、腑之分，凡经受邪，而与腑比较，则因经在外而有表证的含义。

太阳病里证——太阳之腑为膀胱，而居于下焦之里。若太阳在经之邪不解，邪气随经入腑，由表及里，则有蓄水和蓄血的病变。我们将其叫作太阳病的里（腑）证。

（2）阳明病表里证

阳明病表证——《伤寒例》说："尺寸俱长者，阳明受病也，当二三日发。以其脉挟鼻络于目，故身热、目痛、鼻干、不得卧。"此证还有发热、恶寒、无汗、缘缘面赤、额头疼、脉浮而长等证候。

阳明病里证——若胃肠受邪，则叫阳明病里证。里证不可发汗，发汗则伤津液，故而大便难。如《伤寒论》第218条（略）。

（3）少阳病表里证

少阳病表证——少阳为半表半里，位居两胁。然从经腑而分，亦有表里之证。《伤寒例》说："尺寸俱弦者，少阳受病也，当三四日发。以其脉循胁络于耳，故胁痛而耳聋。"《伤寒论》第264条亦记载"少阳中风，两耳无所闻、目赤、胸中满而烦者……"等少阳经证。

少阳病里证——指的是少阳腑证。《伤寒论》第263条："少阳之为病，口苦、咽干、目眩也。"邪热入于胆腑，迫使胆汁上溢则口苦，故称为少阳病的里证。

（4）太阴病表里证

太阴病表证——《伤寒例》说："尺寸俱沉细者，太阴受病也，当四五日发。以其脉布胃中，络于嗌，故腹满而嗌干。"《伤寒论》第274条"太阴中风，四肢烦疼"；第276条"太阴病，脉浮者，可发汗"都反映了太

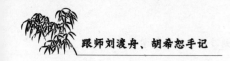

阴脾家经表为病的事实。

太阴病里证——《伤寒论》第 279 条:"本太阳病,医反下之,因而腹满时痛者,属太阴也……"说明误下之后,在表之邪传入太阴之里,出现腹满时痛的太阴里证。

(5)少阴病表里证

少阴病表证——《伤寒例》说:"尺寸俱沉者,少阴受病也,当五六日发。以其脉贯肾络于肺,系舌本,故口燥舌干而渴。"这是论述少阴经的热证。《伤寒论》第 301 条"少阴病,始得之,反发热,脉沉者,麻黄附子细辛汤主之",则是论述了少阴阳虚、经表受寒之证。

少阴病里证——指少阴心、肾两脏之病。如《伤寒论》第 323 条"少阴病,脉沉者,急温之,宜四逆汤",第 285 条"少阴病,脉沉细数,病为在里……"这两条说明少阴病既有阳虚的里寒证,又有阴虚的里热证。

(6)厥阴病表里证

厥阴病表证——《伤寒例》说:"尺寸俱微缓者,厥阴受病也,当六七日发。以其脉循阴器,络于肝,故烦满而囊缩。"《伤寒论》第 351 条:"手足厥寒,脉细欲绝者,当归四逆汤主之。"此二条反映了厥阴经热和经寒为病的特点。

厥阴病里证——《伤寒论》第 352 条:"若其人内有久寒者,以当归四逆加吴茱萸生姜汤。""内有久寒"是指厥阴脏寒里证而言。

以上我们用表里两纲,以反映六经的经络、脏腑之为病,这才能体现出中医辨证学的系统和完整。如果只讲脏腑的里证,而不讲经络的表证,则失六经辨证的宗旨。所以八纲辨证必须与六经辨证结合起来,才不致失于片面。

3. 寒热

同样,运用八纲中的寒热和虚实四纲统六经而逐一列举,刘老认为:寒热两纲,为反映六经寒热病情而设。它以疾病有寒热两种情况的客观存在，故作为临床治疗中辨证分型的依据。因此，它便把表里、阴阳为病的具体病情概括无遗。

（1）太阳病寒热证

太阳病寒证——太阳主表，然表病有寒热之分，如《伤寒论》第3条："太阳病，或已发热，或未发热，必恶寒，体痛、呕逆、脉阴阳俱紧者，名为伤寒。"此条反映出太阳病表寒为病的特点，故可称为太阳病的表寒证。

太阳病热证——有寒必有热，乃相对而生之故。太阳病表热证，不外两种形式：一是感受温热邪气（如第6条），因温热之邪尚在太阳，未全入里，故叫太阳病表热证；二是风寒束表，日久不解，寒郁化热，脉由紧变缓，身由疼变重，身无汗而精神烦躁者，亦可称太阳病表热证。此外尚有第27条"热多寒少"者，也属太阳病表热证的一种。

（2）阳明病寒热证

阳明病里寒证——阳明主里，而以里证为主。然里证有寒热之分。《伤寒论》第226条："若胃中虚冷，不能食者，饮水则哕。"此条论阳明病里寒作哕。第243条："食谷欲呕，属阳明也，吴茱萸汤主之。"此条论里寒作呕，并提出治法。

阳明病里热证——阳明病里热证，有在上、在中、在下的不同。热在上，郁于膈脘，则心中懊恼，舌上生苔；热在中，则渴欲饮水，口干而燥；热在下，则脉浮发热，渴欲饮水，小便不利。

（3）少阳病寒热证

少阳病寒证——其证有胸胁满闷、小便不利、渴而不呕、但头汗出、腹中胀、大便溏、脉弦迟等。

少阳病热证——其证以口苦、心烦、咽干、目眩为主。

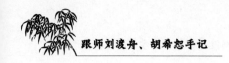

（4）太阴病寒热证

太阴病寒证——《伤寒论》第 277 条："自利，不渴者，属太阴，以其脏有寒故也……""脏有寒"，指脾有寒，故证见腹泻而不渴。

太阴病热证——第 278 条："伤寒脉浮而缓，手足自温者，系在太阴。太阴当发身黄，若小便自利者，不能发黄。"太阴为湿土，故发病有湿热与寒湿的不同。

（5）少阴病寒热证

少阴病寒证——包括甚广，《伤寒论》第 282 条："少阴病，欲吐不吐，心烦但欲寐，五六日自利而渴者，属少阴也……小便白者，以下焦虚有寒，不能制水，故令色白也。""以下焦虚有寒"句，道出了少阴病的寒证实质。

少阴病热证——第 303 条："少阴病，得之二三日以上，心中烦，不得卧……"说明了少阴病热证烦躁的情况。

（6）厥阴病寒热证

厥阴病寒证——《伤寒论》第 352 条："若其人内有久寒者，宜当归四逆加吴茱萸生姜汤。"说明了其人肝有久寒，表现为下焦积冷，少腹冷痛，或上逆作呕等证。

厥阴病热证——此证或感受热邪为病，或阳气被郁，久而化热，或厥阴阳复太过，热气有余等所致。《伤寒论》第 335 条："伤寒一二日至四五日厥者，必发热；前热者，后必厥。厥深者热亦深，厥微者热亦微。厥应下之，而反发汗者，必口伤烂赤。"说明厥阴内热而有致厥之机。

4. 虚实

刘老认为：虚实两纲，常以反映六经为病正邪斗争的虚实情况，大体上，凡三阳经病多以实证为主，三阴病中多以虚证为主。具体论述道：

（1）太阳病虚实

太阳病表虚证——太阳病为表证，若表证兼汗出者，为表虚证。如

《伤寒论》第 12 条桂枝汤证，是说明太阳表邪的虚证。

太阳病表实证——太阳病表证，若无汗而喘者，为表实证。如第 35 条麻黄汤证，是说太阳表邪的实证。

（2）阳明病虚实

阳明病里虚证——阳明主里，而有虚实之分。《伤寒论》第 196 条："阳明病，法多汗，反无汗，其身如虫行皮中状者，此以久虚故也。"太阳主表，故以有汗为虚，无汗为实。阳明主里，则以有汗为实，无汗为虚。以见表里虚实之辨。

阳明病里实证——此证以"不更衣""大便难"为主要临床表现。第 180 条"阳明之为病，胃家实是也。"里实的具体证候是不大便、腹满疼痛或绕脐疼痛；或腹满不减，反不能食，脉沉紧，或沉迟有力，舌苔黄燥等。

（3）少阳病虚实

少阳病虚证——《伤寒论》第 100 条："伤寒，阳脉涩，阴脉弦，法当腹中急痛，先与小建中汤；不差者，小柴胡汤主之。"少阳病脉本弦，今浮取而涩，沉取而弦，与太阳病的"尺脉迟"意义相同，反映了少阳病夹虚而气血不足之象。故先与小建中扶正（肝苦急，急食甘以缓之），后用小柴胡和解少阳之邪。

少阳病实证——指少阳病胸胁苦满、心下急、郁郁微烦、呕不止、大便秘结、口苦心烦、脉弦滑有力等。

（4）太阴病虚实

太阴病虚证——此证往往和寒证相连，如《伤寒论》第 273 条提纲证，反映了脾气虚寒的吐利之证。临床所见，厥阴病寒证的吐利，是以吐为主，下利为次；太阴病的寒证吐利，以下利为主，呕吐为次。

太阴病实证——《伤寒论》第 279 条："本太阳病，医反下之，因而腹满时痛者，属太阴也……大实痛者，桂枝加大黄汤主之。"说明脾实可下

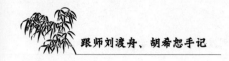

之证，然其脉必沉而有力。如脉弱者则不可用。

（5）少阴病虚实

少阴病虚证——此证当区分阴虚阳虚。《伤寒论》第 286 条："少阴病，脉微，不可发汗，亡阳故也。"此脉微阳虚，故禁用汗法。第 285 条："少阴病，脉沉细数，病为在里，不可发汗。"脉细数主阴虚，故禁用汗法。

少阴病实证——少阴病的实证从何得之？多以"中脏溜腑"的方式形成。如《伤寒论》第 321 条："少阴病，自利清水，色纯青，心下必痛，口干燥者，可下之，宜大承气汤。"说明燥热内实，迫阴下夺，穷必及肾，成为少阴病可下的实证。

（6）厥阴病虚实

厥阴病虚证——此证有阳气虚和血虚之别。阳虚者，如《伤寒论》第 353 条："大汗出、热不去、内拘急、四肢疼，又下利厥逆而恶寒者，四逆汤主之。"这说的是厥阴阳虚寒证。血虚者，如《伤寒论》第 351 条："手足厥寒，脉细欲绝者，当归四逆汤主之。"这是说的厥阴血虚受寒之证治。

厥阴病实证——此证有痰壅水停热结，使肝的疏泄不利，气机不达，而发生厥逆之变。如《伤寒论》第 355 条："病人手足厥冷，脉乍紧者，邪结在胸中，心下满而烦，饥不能食者，病在胸中，当须吐之，宜瓜蒂散。"此条论述了痰邪凝结胸中，厥阴气机不利的手足厥冷之证。第 356 条："伤寒厥而心下悸，宜先治水，当服茯苓甘草汤，却治其厥。不尔，水渍入胃，必作利也。"此条是论水停于胃，肝不疏泄，气机不达，手足厥冷之证，因内有水邪，故称为实证。（见《刘渡舟伤寒临证指要》，陈明等撰次整理）

刘老认为，就以上八纲辨证与六经辨证结合来看，于每一经中，皆有阴阳、表里、寒热、虚实八个方面的变化，用以反映六经为病的证候规律，所以说它有辨证的纲领意义。八纲辨证又是在六经为病基础之上的客观反映，以六经为依托。此论与胡老"先辨六经（为基础），再辨八纲"

的观点不谋而合。可见两位大家在临证思路上有相通之处。

但刘老坚持认为，中医的辨证学说，是体现于经络脏腑的生理病理变化的运动，所以唯有用八纲辨证的方法才能统摄经、腑表里的病位；阴阳脏腑的病性，以及阴阳寒热、正邪虚实，无不一以贯之，才有纲有目，了如指掌。以此论述仲景辨证论治之法。

（二）胡老的六经与八纲强调病位

胡老同样认为中医辨证主要是六经八纲的辨证，中医施治主要是在六经八纲基础上制定治疗的准则。所以对于中医辨证施治的研究，六经和八纲则是首要探讨的核心问题。

首先，胡老对八纲具体内涵的理解上加进了"半表半里"概念，指出八纲是指表里、阴阳、寒热、虚实而言。其实表、里的中间还应有个半表半里，按数来讲本来是九纲，由于言表里，即含有半表半里在内的意思，故习惯常简称之为八纲。

其次，对表、里和半表半里部位有了明确的划分。表指体表，即由皮肤、肌肉、筋骨等所组成的机体外在躯壳，则谓表。若病邪集中地反映于此体部，即称之为表证。里指机体的极里面，即由食道、胃、小肠、大肠等所组成的消化管道，则谓里。若病邪集中地反映于此体部，即称之为里证。半表半里指表之内、里之外即胸腹两大腔间，为诸多脏器所在之地，则为半表半里。若病邪集中反映于此体部，即称之为半表半里证。总之，表、里、半表半里三者，为固定的病位反映，或为表，或为里，或为半表半里。虽有时表与里，或与半表半里，或半表半里与里同时出现，但均不出此三者范围。

胡老自加按语写道：以上所谓病位，是指病邪所反映的病位，不是指病变所在的病位。虽病变在里，但病邪集中地反映于表位，中医称之为表证，或称之为邪在表，或病在表。反之，虽病变在表，但病邪集中反映于

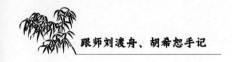

里位，中医即称之为里证，或称之为邪在里，或病在里。

胡老的思路很特别，他是强调八纲中的表里（含半表半里），即先明确病位（表、里、半表半里），这个基本框架出来了，再谈其他六纲，同样是明确概念。

1. 阴和阳

阴指阴性证，阳指阳性证。人如患了病，未有不影响机体的机能的。首先是代谢机能的改变，而其改变不是较正常为太过，便是不及。如其太过，患病机体相应出现亢进的、发扬的、兴奋的等这类太过的证候，即称之为阳证。如其不及，则患病机体相应出现衰退的、消沉的、抑制的等这类不及的证候，即称之为阴证。故疾病虽极其复杂多变，但概言其证，不为阴，便为阳。

2. 寒和热

寒指寒性证候，热指热性证候。若患病机体反映为寒性证候，即称之为寒证。若患病机体反映为热性证候，即称之为热证。基于以上阴阳的说明，则寒为不及，当阴之属，故寒者亦必阴；热为太过，当阳之属，故热者亦必阳。不过寒与热是有特性的阴阳。若泛言阴，则不定必寒；若泛言阳，则不定必热。故病有不寒不热者，但绝无不阴不阳者。

3. 虚和实

虚指人虚，实指病实。病还未解，而人的精力已有所不支，机体反映出一派虚衰的证候者，称之为虚证。病势在进，而人的精力不虚，机体反映出一派充实的证候者，称之为实证。可见虚实和寒热一样，同属阴阳中的一种特性。虚实与寒热交错互见时，而反其阴阳，如虚而寒者，当然为阴；但虚而热者，反而为阳。实而热者，当然为阳；但实而寒者，反而为阴。阳证，可有或热，或实，或亦热亦实，或不热不实，或热而虚者；阴证，可有或寒，或虚，或亦虚亦寒，或不寒不虚，或寒而实者。

不难看出，胡老对八纲突显病位的论述是为其临证"先辨六经"做理论铺垫的。他指出，《伤寒论》虽称"之为病"，其实是证，而且是来自于八纲。所谓表、里、半表半里者，均属对病位的反映；所谓阴、阳、寒、热、虚、实六者，均属对病情的反映。不过病情势必反映于病位，而病位亦必因有病情的存在而反映，故无病情则亦无病位，无病位则亦无病情。表、里、半表半里等证，都必伴有或阴，或阳，或寒，或热，或虚，或实的为证反映。同理，阴、阳、寒、热、虚、实等证，亦必伴有或表，或里，或半表半里的为证反映。由于寒、热、虚、实从属于阴阳，故无论表、里，或半表半里，均有阴阳两类不同的为证反映。三而二之为六，即病之见于证的六种基本类型，即所谓六经者是也。

胡老自加按语写道：中医的发展原是先针灸后汤液，以经络名病习惯已久。《伤寒论》沿用以分篇，本不足怪。全书始终贯穿着八纲辨证精神，大旨可见。惜大多注家执定经络名称不放，附会《内经》诸说，故终弄不清辨证施治的规律体系，更谈不到透视其精神实质了。其实，《伤寒论》的六经即是八纲，经络名称本来可废，不过本著是通过对仲景书来阐明的，为便于读者对照研究，故并存之。《伤寒论》对于六经各有概括的提纲，胡老对此六条提纲证（原文略）提出个人理解，大意是：太阳病，即表阳证；阳明病，即里阳证，胃家实，谓病邪充实于胃肠的里面，按之硬满而有抵抗或压痛的意思，为阳明病的腹证。此外，还有阳明病的外证，即"身热、汗自出、不恶寒、反恶热也"；少阳病，即半表半里阳证；太阴病，即里阴证，太阴病的腹满为虚满，与阳明胃家实的实满大异；少阴病，即表阴证，这是对照太阳病说的，意即若前之太阳病，见脉微细，并其人但欲寐者，即可断为少阴病；厥阴病，即半表半里阴证。半表半里不可下，尤其阴证更当严禁，若误下之，则必致下利不止之祸。

关于六经八纲辨证的顺序，胡老认为：病之见于证，必有病位，复有病情，故八纲只有抽象，六经乃具实形。八纲虽为辨证的基础，但辨证宜从六经始（以其有定形），《伤寒论》以六经分篇，就是这个道理。六经既

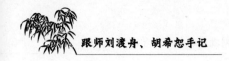

辨，则表里分而阴阳判，然后再进行寒热虚实的分析，以明确阴阳为证实质。此乃六经八纲的辨证顺序也。同时还认为六经的实质是六证，六经源于八纲。确认辨证论治具体实践的方法，即辨六经→析八纲→再辨方证，提出辨方证是辨证的尖端，临床疗效关键在于"辨方证"。经方辨证体系是六经八纲辨证与辨方证的统一（笔者按：辨证先从六经入手，自然表里分而阴阳判，八纲即在其中，以其有定形的八纲辨证，即六经辨证）。

胡老反对"传经"说，认为只有表里相传和阴阳转变。在疾病发展的过程中，病常自表传入于里，或传入于半表半里，或自半表半里传入于里，或自表传入于半表半里而再传入于里，此即谓表里相传。病本是阳证，而后转变为阴证，或病本是阴证，而后转变为阳证，此即谓阴阳转变。他认为《伤寒论》三阳篇先太阳，次阳明而后少阳；三阴篇先太阴，次少阴而后厥阴。均将半表半里置于最后，即暗示人以此意。有的后世注者以其排列与《内经》传经的次序同，附会《内经》按日主气之说，谓病依次递传周而复始。但仲景书中无此证治实例，而且实践证明亦没有阳明再传少阳之病，更没有六经传遍又复回传太阳。至于三阳先表后里，三阴先里而后表，乃以外为阳，里为阴，故阳证之辨从表始，阴证之辨从里始，别无深意（笔者按：即三阳由表入里——邪入，三阴由里出表——达邪）。

那么，胡老为何于八纲中突出"表里"并强调"半表半里"概念呢？他本人是这样回答的：半表半里为诸脏器所在之地，病邪充斥于此体部，往往诱使某一脏器或某些脏器发病，证情复杂多变，不如表里为证单纯，容易提出概括的特征。如少阳病的口苦、咽干、目眩，虽可说明半表半里的阳热证，但阳证不热或少热，即不定有此特征。而厥阴病所述，是对照少阳病一些证候说的，有些不够概括。少阳、厥阴之辨，便不可专凭上述的特征为依据，而需另想辨证之道了。其法亦不难，因为表、里易知，阴、阳易辨，若病既不属表又不属里，即属半表半里；其为阳证则属少阳，其为阴证则属厥阴（见《伤寒论通俗讲话》，胡希恕著、冯世纶等整理）。

以上，从刘老、胡老关于六经八纲观点的各自阐述中不难看出，他们均重视六经、八纲辨证在中医辨证学中的首要地位，都认为二者是有机结合的统一体。但两位先生的侧重点各有不同：刘老更强调对《伤寒论》原文的条分缕析，理论性强，经纬交织，讲得血肉丰满，读之令人诚难默上。同时强调经络在《伤寒论》中乃客观存在，不可能游离于伤寒之外，更不是单纯一个附加的名称，若"废其名"，岂不是"皮之不存，毛将焉附"？胡老则是用一种评判的眼光审视六经与八纲，从中生发出包含"半表半里"的"九纲"，并结合临床做了极大的发挥，贴近临床实用，更讲求实效。

作为我辈后学者，当积极吸收两位先生的学术长项而使其相得益彰。

四、攻邪论、火热论与食、水、瘀血致病比较

（一）刘老的攻邪论与火热论

1. 攻邪论

刘老作为研究《伤寒论》的大家，攻邪论、火热论是其学术思想的重要组成部分。他认为，《素问》所谓"邪之所凑，其气必虚"，只是就邪正力量的比较而言，只能说明发病过程，而绝不是对病机的解释。事实上，疾病一旦发生，邪气即是主要方面，因而祛邪即成为治疗的主攻方向。此即古人所谓"虚处受邪，其病则实"，邪去则正安，正气即可自行恢复。刘老的攻邪论思想是根据《伤寒论》提出的，《伤寒论》治病就是以祛邪为主，汗、吐、下、清、消诸法俱是攻邪。不唯三阳病治宜攻邪，即或三阴病，其因邪实而用攻逐方法者也不少。他在临床诊断辨证时注重对病

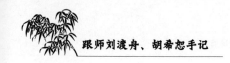

邪的辨认而重视祛邪。他对《金匮要略》开篇指出的"夫人禀五常，因风气而生长，风气虽能生万物，亦能害万物，如水能浮舟，亦能覆舟"的观点深表赞同，认为人处于自然界风、寒、暑、湿、燥、火之中，感受外来邪毒，则治疗便当攻邪。同时他指出，就目前临床所见病证分析，阳、热、实证多而阴、虚、寒证少，从内因来讲，脏腑机能易于亢进，如肺内蕴热、火扰心神、三焦湿热、肝胆郁热、肝阳上亢、胃肠燥热等，俱是实证；而脏腑功能紊乱或减弱，又易于导致内生的病理产物，如痰饮、宿食、瘀血等，从而形成虚实夹杂之证。加上生活起居失调，或饮食冷热无度，或安逸营养过剩，体内多蕴湿积热、停痰留饮等。

对此，刘老的学术继承人傅延龄教授写道：刘老"在治疗时，实证固然祛邪，即便虚实夹杂者亦要以祛邪为主。扶正以祛邪是间接祛邪，多宜于在正虚不任攻逐时使用，否则收效不佳。不若用药直接攻邪取效快捷。待邪去之后再议补益。""刘老指出，临床医生要注意对假虚证的辨认。在不少情况下，本为邪实证，却表现出一些貌似虚弱的症状，为医者不可被这种假象所迷惑，误认为虚而用补剂。如身体壮盛之人，暴受邪气，或感风寒，或伤饮食，本气未必皆虚，受病之后，反而出现虚象，如动作衰乏、四肢无力、恶食、呕泻、少气、虚冒之类，此邪实为本，治当亟去其邪，不必误以为虚证，或顾虑虚其正气，用药牵制。"（《刘渡舟学术思想、医学成就及治学方法》，傅延龄撰写）

学习刘老医案及查阅相关资料，对刘老常用的攻邪之法与常用方剂大致归纳如下：

（1）发表攻邪法——如麻黄汤、桂枝汤、小青龙汤、柴葛解肌汤、九味羌活汤、升麻葛根汤、普济消毒饮、荆防败毒散、连翘败毒散等。

（2）表里双解法——如河间双解散、凉膈散、五积散等。

（3）清泄里热法——如大黄黄连泻心汤、葛根芩连汤、栀子豉汤、白虎汤、茵陈蒿汤、竹叶石膏汤、黄连解毒汤、栀子金花汤、三黄石膏汤、泻心导赤各半汤、龙胆泻肝汤、栀子柏皮汤、清胃散等。

（4）通泄腑实法——如三承气汤、厚朴三物汤、厚朴七物汤、厚朴大黄汤、大黄牡丹皮汤、柴胡加芒硝汤、增液承气汤、黄龙汤等。

（5）除湿化浊法——如达原饮、中满分消饮、藿朴夏苓汤、五加减正气散、甘露消毒丹等。

（6）疏肝解郁法——如小柴胡汤、四逆散、逍遥散、自拟柴胡止痛汤、越鞠丸等。

（7）攻逐瘀血法——如桃核承气汤、抵当汤、下瘀血汤、大黄䗪虫丸等。

（8）利水化饮法——如苓桂术甘汤、苓桂姜甘汤（即茯苓甘草汤）、苓桂枣甘汤、五苓散、加减复脉汤等，自拟苓桂剂加减方如：苓桂杏甘汤、苓桂味甘汤、苓桂杏苡汤、苓桂芥甘汤、苓桂茜红汤、苓桂龙牡汤等。

（9）化痰散结法——如半夏泻心汤、黄连温胆汤、橘皮竹茹汤等。

他如镇肝息风法、行气导滞法等，亦广泛用于临床。

2. 火热论

傅延龄教授说："刘老对张仲景辨治火热病证的方法深有研究，颇多推崇。《伤寒论》中，凡病之属于阳明、少阳、厥阴而用清凉法者十有七八；太阳变证中属热者亦甚多；六经病中属虚寒宜于温补者十仅三四，大多数病证兼有寒热，宜于寒热并用、攻补兼施方法。这说明张仲景《伤寒论》对火热病证是很重视的。"

刘老晚年著作《伤寒论临证指要》中有"火证论"专篇，结合自己一生的临证经验，系统归纳出火郁、火邪、火中、火痹、火狂、火痛六大纲要。刘老写道："古人云：'人体五行各一，唯火有二：君火属于心脏，相火寄于肝肾。潜藏则温养百骸，固人寿命；发动则煎熬阴液，伤伐元气。阴虚则病，阴绝则死。岐伯举《内经》病机十九条而属火者五。"又云：

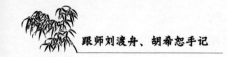

"凡动皆属火，气郁则火起于肺，大怒则火起于肝，醉饱则火起于脾，思虑则火起于心，房劳则火起于肾，此五脏所动之火也。"同时，刘老对后世刘河间的火热论亦做过深入的研究，十分认同其"六气皆可化火""五志过极化火"之说，同时他提出实火宜泻、虚火宜补、郁火可发、阳火直折、阴火温导之治疗原则。结合当今火证的临床特点，尤其重视实火的论治，强调火热致病及寒凉清火法的重要性。傅延龄指出：刘老根据火证多见的临床事实，提出了新的火证论，在研究寒证的同时，更加强调火热致病及寒凉清火方法的重要性，这对于我们是很有启发意义的。尤其难能可贵的是，刘老积极地将清火法运用于治疗大病初愈的"劳复"证、"燎面"证、严重的脂溢性脱发、突发鼻衄，甚至脑血管病急性发作表现出神识昏蒙或嗜睡、半身不遂、舌强语謇、口角流涎等，还有用清热泻火法治疗面瘫、身体疼痛麻木等。凡此种种，超出常规之外，又尽在医理之中，非有真知灼见，断无如此出奇制胜之法（见《刘渡舟学术思想、医学成就及治学方法》，傅延龄撰写）。

（二）胡老论食、水、瘀血致病

较之刘老的攻邪论与火热论，胡老更强调人体内在继发而生的病理产物，并高度归纳出"食、水、瘀血致病"，认为"食、水、瘀血三者，均属人体的自身中毒，为发病的根本原因"，"人体本有抗御疾病的良能，而人之所以发病，概由于患病机体隐伏有食、水、瘀血三者中的一种、二种或三种的自中毒，减弱其抗病机能的结果。今之所谓传染病，若机体无上述的自中毒，恐亦不能成立"。"物必先腐而后虫生，病菌、病毒虽有致病作用，但于抗菌、抗毒旺盛的健康人体，则病菌、病毒无以生存。若其人有食、水、瘀血等自中毒的存在，则不但减弱其机体抗菌、抗毒的能力，且由于中毒的机体反适于病菌、病毒的生息繁殖，传染病乃得发生"。（见《伤寒论通俗讲话》，胡希恕著、冯世纶等整理）

传染病，古人称为疫疠之气，《温疫论·上卷·原病》曰："疫者感天地之疠气……此气之来，无论老少强弱，触之者即病。"而胡老此论强调内因的发病作用，包括传染病，这就很值得我们重视了。胡老说："古人于经久的临证实践中，不但深知食、水、瘀血的危害，并且有精细的辨证之道和治疗之方，这不是极需珍视的伟大成果吗？！"

需要我辈深思的是，胡老这位临床善于使用大柴胡汤、桃核承气汤等攻邪闻名的经方大家，不正面论述外感六淫致病与内伤火邪之害，而是着力强调体质因素，站在"治未病"的高度，认为"正气存内，邪不可干"，包括传染病的预防。他以自己数十年临证得来的宝贵经验来印证《伤寒杂病论》的科学性，他还肯定地说："凡病的发作，概由于患者的机体隐伏有食、水、瘀血的自中毒，其他所谓病因，不外是诱因或近因而已。"这是胡老高度浓缩得出的治病攻邪的秘诀，理当高度重视！

今据胡老《论食、水、瘀血致病》一文摘要述之（笔者注：以下胡老所引原文与注解，限于篇幅，凡有方剂的条文，当见胡老方解专著，此不再加注）。

1. 食毒

大都不善摄生、饮食无节，致肠胃机能障碍，或宿食不消，或大便秘结，废物不得及时排出，促使毒物吸收，而成自身的一种中毒证。仲景书中谓为宿食者，即食毒为病。如：

"脉紧如转索无常者，有宿食也。"

胡老注：脉按之紧，而寻其内有如转索起落无常，实即滑急之脉，为有宿食的脉应。

"脉紧、头痛、风寒，腹中有宿食不化也。"

胡老注：脉紧头痛，乃风寒表邪常见证。但腹中有宿食不化，亦每见之，不可不知。

"问曰：病有宿食，何以别之？师曰：寸口脉浮而大，按之反涩，尺

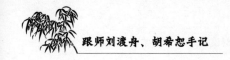

中亦微而涩，故知有宿食，大承气汤主之。"

"脉数而滑者，实也，此为有宿食，下之愈，宜大承气汤。"

见"胡老注"大承气汤条。

"宿食在上脘，当吐之，宜瓜蒂散。"

见"胡老注"瓜蒂散条。

这里笔者想说，关于"食毒"，如今人们生活安逸，饱食终日者为数不少，因而体内食滞积热、蕴湿化浊，日久会导致一系列严重的病变。所以，及时排除食毒为第一要务。

2. 水毒

水毒大都由于肾机能障碍使液体废物蓄积于体内所致。如汗出当风，久伤取冷，往往使欲自皮肤排出的废物滞留于体内，而成自身中毒证。仲景书中谓湿、饮、水气者，即皆水毒之属。

（1）湿："太阳病，关节疼痛而烦，脉沉而细者，此名湿痹。湿痹之候，小便不利，大便反快，但利其小便。"

胡老注：太阳病关节疼痛而烦，颇似伤寒表实证。但伤寒脉浮紧，今脉沉而细，乃湿着痹闭之应。小便不利，湿着不行，水谷不别，大便反快，此为湿痹之候，故当利其小便则愈。

"湿家之为病，一身尽疼，发热，身色如熏黄也。"

胡老注：一身尽疼，发热，为湿热俱盛之候。湿家病此，身必发黄。

"湿家，其人但头汗出，背强，欲得被复向火，若下之早则哕，或胸中满、小便不利、舌上如胎者，以丹田有热，胸上有寒，渴欲得饮而不能饮，则口燥烦也。"

胡老注：湿家系在太阴，若转属阳明，湿散而热实者，原可议下。今其人但头汗出，里还不实；背强，欲得被复向火，寒湿仍盛，此即下之，故责其过早。胃被攻伐遂虚，湿乘逆膈故曰哕；甚或水气逆而不下，则胸满小便不利；水逆于上而热陷于下，因以丹田有热、胸中有寒明之；舌白滑如胎，即有热之候；热则渴欲得饮，水气逆于上，竟不能饮，以是则口燥烦也。

"湿家身烦疼，可以麻黄加术汤发其汗为宜，慎不可以火攻之。"

见"胡老注"麻黄加术汤条。

"病者一身尽疼，发热，日晡所剧者，名风湿。此病伤于汗出当风，或久伤取冷所致也，可与麻黄杏仁薏苡甘草汤。"

见"胡老注"麻黄杏仁薏苡甘草汤条。

"风湿，脉浮、身重、汗出恶风者，防己黄芪汤主之。"

见"胡老注"防己黄芪汤条。等等。

（2）饮："问曰：四饮何以为异？师曰：其人素盛今瘦，水走肠间，沥沥有声，谓之痰饮；饮后水流胁下，咳唾引痛，谓之悬饮；饮水流行，归于四肢，当汗出而不汗出，身体疼重，谓之溢饮；咳逆倚息，短气不得卧，其形如肿，谓之支饮。"

胡老注：水不化气外充形体，而反下走肠间，故其人素盛今瘦，肠鸣沥沥有声，此为痰饮；其流于胁下，咳唾引痛者，则为悬饮；其归于四肢而身体疼痛者，则为溢饮；其上迫于肺，咳逆倚息不得卧者，则为支饮。

"夫心下有留饮，其人背寒冷如掌大。"

胡老注：水性寒，胃中有留饮，则胃的背部寒冷如掌大。

"膈上病痰，喘满咳吐，发则寒热，背痛腰疼，目泣自出，其人振振身瞤剧，必有伏饮。"

胡老注：膈上病痰，则势必喘满咳吐；由于潜伏有水饮，往往因风寒而发作，发则寒热背痛腰疼，有似外感；但喘满咳唾，目泣自出，其人振振身瞤剧，皆饮之为状，故知其必有伏饮。

"夫病人饮水多，必暴喘满，凡食少饮多，水停心下，甚者则悸，微者短气。"

胡老注：病人胃气未复，若饮水过多，停而不消，上迫胸膈必暴喘

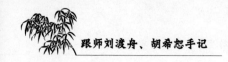

满；食少者胃气多虚，故凡食少而饮多者，势必留饮不消而为水停心下证，其剧甚者则心悸，轻微者则短气。

"病痰饮者，当以温药和之。"

胡老注：胃须温而健，饮须温而行，故胃气虚而病痰饮者，当以温药和之。

"心下有痰饮，胸胁支满，目眩，苓桂术甘汤主之。"

见"胡老注"苓桂术甘汤条。

"脉沉而弦者，悬饮内痛，病悬饮者，十枣汤主之。"

见"胡老注"十枣汤条。

"病溢饮者，当发其汗，大青龙汤主之；小青龙汤亦主之。"

见"胡老注"大青龙汤条。

"心下有支饮，其人苦冒眩，泽泻汤主之。"

见"胡老注"泽泻汤条。

"支饮胸满者，厚朴大黄汤主之。"

见"胡老注"厚朴大黄汤条。

"呕家本渴，渴者为欲解，今反不渴，心下有支饮故也，小半夏汤主之。"

见"胡老注"小半夏汤条。

"假令瘦人，脐下有悸，吐涎沫而癫眩，此水也，五苓散主之。"

见"胡老注"五苓散条。

"久咳数岁，其脉弱者，可治；实大数者，死。其脉虚者，必苦冒眩，其人本有支饮在胸中故也，治属饮家。"

胡老注：久咳脉弱，人虽虚而病不实，故为可治。若实大数，人虚则病实，故必死。其脉虚者，以本有支饮在胸中，则必苦冒眩，去其饮则咳与冒眩均当治，故谓治饮家。

"咳逆倚息不得卧，小青龙汤主之。"

见"胡老注"小青龙汤条。

（3）水气："师曰：病有风水，有皮水，有正水，有石水，有黄汗。风水其脉自浮，外证骨节疼痛，恶风；皮水其脉亦浮，外证胕肿，按之没指，不恶风，其腹如鼓，不渴，当发其汗；正水其脉沉迟，外证自喘；石水其脉自沉，外证腹满不喘；黄汗其脉沉迟，身发热、胸满、四肢头面肿，久不愈，必致痈脓。"

胡老注：水肿而兼外邪者为风水，故其脉浮、骨节疼痛而恶风；水行皮中为皮水，邪在外故脉亦浮，无外邪故不恶风，以水在皮故其腹如鼓，而内空无物，水在外而不渴者，当发其汗；正水在里，故脉沉迟，以水位于上则外证自喘；石水亦在里，故脉自沉，以位于下，则外证腹满而不喘；黄汗汗出沾衣如柏汁，其脉沉迟为里虚，湿热外郁，故身热、胸满、四肢头面肿，久则伤及荣血必致痈脓。

"脉得诸沉，当责有水，身体肿痛，水病脉出者，死。"

胡老注：凡脉得诸沉，当责有水，则身体肿痛。水病而脉反暴露于外者，死。

"夫水病人，目下有卧蚕，面目鲜泽，脉伏，其人消渴。病水腹大，小便不利，其脉沉绝者，有水，可下之。"

胡老注：目下肿如卧蚕，面目鲜泽，脉伏，皆水病的为候。饮水则聚而不化，故其人消渴。若病水腹大、小便不利，以至其脉沉绝者，此里有水，可下之。

"问曰：病下利后，渴欲饮水，小便不利，腹满因肿者，何也？答曰：此法当病水，若小便自利及汗出者，自当愈。"

胡老注：下利后，以体液亡失，故渴欲饮水；但胃气未复，多饮难消。若更小便不利、腹满因肿者，此为病水。若小便自利和汗出，则水有出路，而不至病水，病当自愈。

"师曰：诸有水者，腰以下肿，当利小便；腰以上肿，当发汗乃愈。"

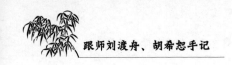

　　胡老注：腰以下肿，水有趋下之势，故当顺势以利小便；腰以上肿，水有向外之机，故当适机以发汗。

　　"问曰：病有血分、水分何也？师曰：经水前断后病水，名曰血分，此病难治；先病水后经断，名曰水分，此病易治。何以故？去水，其经自下。"

　　胡老注：经断后而病水，则水以经断而致，应责在血，称之为血分；若先病水而后经断，则经断以病水所致，称之为水分。血分病深故难治，水分病浅故易治。

　　胡老按：水病有血分、水分之别，并不限于妇人，男人亦同。以上设例述之，不过为了易于理解，今之肝硬化腹水即属血分。

　　"风水，脉浮身重、汗出恶风者，防己黄芪汤主之。"

　　见"胡老注"防己黄芪汤条。

　　"风水恶风，一身悉肿，脉浮不渴，续自汗出，无大热，越婢汤主之。"

　　见"胡老注"越婢汤条。

　　"皮水为病，四肢肿，水气在皮肤中，四肢聂聂动者，防己茯苓汤主之。"

　　见"胡老注"防己茯苓汤条。

　　"里水，越婢加术汤主之；甘草麻黄汤亦主之。"

　　见"胡老注"越婢加术汤条。

　　"水之为病，其脉沉小，属少阴，浮者为风，无水虚胀者为气。水，发其汗即已。脉沉者，宜麻黄附子汤；浮者，宜杏子汤。"

　　见"胡老注"麻黄附子汤条。

　　"问曰：黄汗之病，身体肿，发热，汗出而渴，状如风水，汗沾衣，色正黄如柏汁，脉自沉，何从得之？师曰：以汗出入水中浴，水从汗孔入得之，宜芪芍桂酒汤主之。"

见"胡老注"芪芍桂酒汤条。

"心下坚，大如盘，边如旋盘，水饮所作，枳术汤主之。"

见"胡老注"枳术汤条。

需要补充的是，关于水证，刘老晚年著有"水证论"专篇，将自己治疗水证的宝贵经验贡献出来，总结出水气上冲独特的望诊（辨气色、辨舌）和脉诊，包括水证临床分型，计：水痫、水眩、水寒作咳、水逆、水渴、水悸、水痞、水泻、水秘、水厥、水郁发热十一种分型。令人赞叹！我认为，结合胡老的"水毒"之论，则两位伤寒大家在境界上已与仲景先圣不谋而合。

3. 瘀血

古人谓恶血，它不但失去血液的功能，反以为害，故可称之为血毒。胡老认为，妇人由于月经障碍或产后恶露不尽，均可致恶血蓄积。男人瘀血大都来自于遗传、外伤、疮痈，以及内脏炎症、出血等。仲景书中对瘀血的证治论述亦多。今略述如下：

"病人胸满、唇痿、舌青、口燥，但欲漱水不欲咽，无寒热，脉微大来迟，腹不满，其人言我满，为有瘀血。"

胡老注：此胸满与热入血室的胸胁下满同，和唇痿、舌青均为瘀的应征。热在血分，故但欲漱水不欲咽；不关乎风邪，故外无热；脉大来迟，为瘀血的脉应。以上皆瘀血之候，病人见此，为有瘀血。

"病人如热状，烦满，口干燥而渴，其脉反无热，此为阴伏，是瘀血也，当下之。"

胡老注：病人如热状，即指烦满、口干燥而渴等症言。但诊其脉反无热象，此为有热潜伏于阴血，肯定是瘀血也，当下其瘀血。

"妇人素有癥病，经断未及三月，而得漏下不止，胎动在脐上者，为癥痼害。妊娠六月动者，前三月经水利时，胎也。下血者，后断三月，衃也。所以血不止者，其癥不去故也，当下其癥，桂枝茯苓丸主之。"

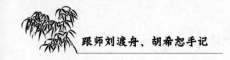

见"胡老注"桂枝茯苓丸条。

"师曰：产妇腹痛，法当以枳实芍药散，假令不愈者，此为腹中有干血著脐下，宜下瘀血汤主之。"

见"胡老注"下瘀血汤条。

"问曰：妇人年五十，所病下利数十日不止，暮即发热，少腹里急，腹满，手掌烦热，唇口干燥，何也？师曰：此病属带下，何以故？曾经半产，瘀血在少腹不去，何以知之？其证唇口干燥，故知之。当以温经汤主之。"

见"胡老注"温经汤条。

"五劳虚极羸瘦，腹满不能食，食伤、忧伤、饮伤、房室伤、饥伤、劳伤、经络营卫伤，内有干血，肌肤甲错，面目黑。缓中补虚，大黄䗪虫丸主之。"

见"胡老注"大黄䗪虫丸条。

"太阳病不解，热结膀胱，其人如狂，血自下，下者愈。其外不解者，尚未可攻，当先解其外。外解已，但少腹急结者，乃可攻之，宜桃核承气汤。"

见"胡老注"桃核承气汤条。

"阳明证，其人喜忘者，必有蓄血，所以然者，本有久瘀血，故令喜忘，屎虽硬，大便反易，其色必黑者，宜抵当汤下之。"

见"胡老注"抵当汤条。

（以上引文见《伤寒论通俗讲话》，胡希恕著、冯世纶等整理）

五、对柴胡剂临床应用的比较

胡希恕先生与刘渡舟先生都对《伤寒论》柴胡剂有精深的研究，临证经验丰富而独特，且都有过专篇论述。但两者的思维角度和研究方法不尽相同，因而对某些问题得出的结论也是有所不同。本文试做以下分析。

（一）刘老对柴胡剂的认识与实践

刘老对于大、小柴胡汤证，凭借其深厚的伤寒功底和丰富的临床经验，曾做过淋漓尽致的发挥，使吾辈受益颇多。他说："考《伤寒论》以柴胡名方的共有六方，即小柴胡汤、大柴胡汤、柴胡加芒硝汤、柴胡加龙骨牡蛎汤、柴胡桂枝汤、柴胡桂枝干姜汤。以上六个柴胡汤，应以小柴胡汤为基础。所以，了解柴胡汤的加减诸方，必须先从小柴胡汤开始，才有纲举目张的作用。"在分析小柴胡汤的药物组成时，刘老认为："本方以柴胡、黄芩清解少阳经、腑邪热，又能疏肝利胆，促进疏泄和增强新陈代谢；半夏、生姜和胃止呕，能开能降，助柴胡之透达以散邪气；人参、炙甘草、大枣温补脾气，扶正拒邪，以杜内传太阴之路。由此可见，此方虽然治在肝胆，但又旁顾脾胃；虽然清解邪热，而又培养正气，不通过汗、吐、下法，以达到去邪目的，故叫作和解之法。"（见刘渡舟《小柴胡汤加减方证的应用》）

很明显，刘老是从少阳与太阴的传变关系上，从肝胆、脾胃的脏腑表里关系上论述小柴胡功能主治的，理论上充实圆满。据此进一步判断出：此方"既适用于伤寒，又适用于杂病，一般地讲，它治少阳病口苦、咽干、目眩、往来寒热、胸胁苦满、心烦喜呕、默默不欲饮食、耳聋目赤、脉弦、苔白滑等证"。在《伤寒论》六首以柴胡名方的基础上，举一反三，介绍了临证所得的十余张柴胡汤加减化裁验方，让我辈大开眼界。现根据刘老《试论柴胡汤类的加减证治》一文的相关内容择要简述如下：

（1）柴胡加桂枝汤（即小柴胡汤减人参加桂枝），治少阳病兼太阳表证未解，又治少阳证兼心悸、气上冲者。

（2）柴胡加芍药汤（即小柴胡汤去黄芩加芍药），治少阳病兼见腹中痛，腹肌按之如条索状者，又治妇人月经不调或痛经者。

（3）柴胡去半夏加栝楼根汤，治少阳病兼胃中津液耗伤而见口渴欲饮、舌红苔薄黄等，口渴甚者，遵仲景法加重人参剂量。此方亦治糖尿病辨证属少阳不和、胃热津伤者。

（4）柴胡加茯苓汤（即小柴胡汤去黄芩加茯苓、泽泻），治少阳三焦不利，水邪为患，见小便不利、心下悸动、脉弦而舌苔水滑者。

（5）柴陷汤（即小柴胡与小陷胸合方去人参），治少阳不和兼见胸热心烦、大便欠畅、脉数而滑者；又治痰火气郁的胸痛、心下痛等。

（6）柴胡姜味汤（即小柴胡汤去人参、大枣、生姜，加干姜、五味子），治少阳不和兼寒饮束肺，见津液不布的咳嗽、舌苔白润、脉弦缓等。

（7）柴胡解毒汤（即小柴胡汤减人参、甘草、大枣，加茵陈、土茯苓、凤尾草、草河车而成），治慢性肝炎，肝胆湿热内蕴，见肝区疼痛、纳少厌油、体倦乏力，肝功能化验单项转氨酶增高者。

（8）三石解毒汤（即上方加生石膏、寒水石、滑石、双花、竹叶而成），治肝炎湿热之邪较柴胡解毒汤为重者，见面色黧黑、面如油垢、形体超重、舌苔厚腻、脉弦缓等。

（9）柴胡茵陈蒿汤（即小柴胡汤减人参、甘草、大枣，加茵陈、大黄、栀子），治湿热之邪蕴郁肝胆的黄疸病，即今之急性黄疸性肝炎。

（10）柴胡鳖甲汤（即小柴胡汤减大枣，加鳖甲、牡蛎、牡丹皮、赤芍而成），治少阳不和兼气血瘀滞所致的胁下痞硬、肝脾肿大等。见低热不退者，于方中减人参、生姜、半夏。

（11）柴白汤（即小柴胡汤减半夏、生姜，加生石膏、知母、粳米），治疗少阳不和兼阳明热盛者，对"三阳合病"以烦热口渴为甚者，此方尤为合拍。

此外，他还对《伤寒论》中大柴胡汤、柴胡桂枝汤、柴胡加芒硝汤、柴胡加龙骨牡蛎汤等均有自己独到的临床经验，如用柴胡桂枝汤治疗神经官能症的周身气窜作痛，风湿性关节炎的肢节烦疼等；用此方去人参、大

枣，加鳖甲、牡蛎、红花、茜草、土鳖虫，治疗早期肝硬化诸症等，都运用得挥洒自如。（见《伤寒论十四讲》，刘渡舟著）

关于小柴胡汤的解郁功能，刘老探微索隐、曲尽其妙，阐发"五大开郁之法"，并结合《内经》"少阳之上，火气治之，中见厥阴"之论，肝胆内寄相火，则火郁气滞之病为少阳所常见。为此刘老亲撰《小柴胡汤解郁功效列举》一文，阐发独特，令人印象深刻。文中写道："人身之气机喜通达而忌抑郁不伸。所以肝胆之气疏泄条畅，则六腑之气通达无阻。正如《素问·五常政大论》说：'土疏泄，苍气达。'苍气者，木气也。达即通达，意谓土气（指六腑之气）而能疏通排泄无阻，必在于肝木之气的通达不息，如是则升降出入之机而各行其是，则代谢以时而何病之有？"这里刘老以五行的生克关系论述肝胆气机生理之常，并进而指出："《素问·六微旨大论》说：'出入废则神机化灭，升降息则气立孤危。'然脾居中州，而司升降，胆居于胁，而主出入。胆与脾其气相通，互为影响，故出入不利，升降亦必不调，气机一不利，则郁证因之而生。小柴胡汤擅开肝胆之郁，故能推动气机而使六腑通畅，五脏安和，阴阳平衡，气血调谐，故其功甚捷，而其治又甚妙。"胆与脾的生理同样是用阴阳五行作为说理工具，盖胆为甲木属阳，脾为己土属阴，达则阴阳调和，病则木郁土壅。据此，刘老联系《伤寒论》有关条文和个人临床案例，逐一讨论了开郁散火、开郁通阳、开郁以治类疟、开郁助枢透邪外出、开郁而通二便的小柴胡汤"五大开郁之法"，可谓运用之妙存乎一心也！（见《刘渡舟伤寒临证指要》，陈明等撰次整理）

（二）胡老对柴胡类方剂的临证经验浓缩

为探索胡希恕老师临证疗效神奇的奥妙，我们举胡老《柴胡剂的应用概述》一文为例，针对小柴胡汤、大柴胡汤、柴胡桂姜汤、四逆散的运用作为切入点。胡老说："柴胡苦平，本经谓'治心腹肠胃中结气，饮食积

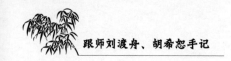

聚，寒热邪气，推陈致新。'可见其是一舒气行滞的解热药，而有致胸胁苦满的效能，方中用为主药。佐以黄芩除热止烦，半夏、生姜逐饮止呕，复用人参、大枣、甘草补胃气以滋津液。病之所以内传少阳，主要是胃气不振于里，气血不足于外也。补中滋液，实此时祛邪的要着。徐灵胎曰'小柴胡汤之妙在人参'，即指是也。小柴胡汤为病自太阳传入少阳的主治方，往来寒热、胸胁苦满、默默不欲饮食、心烦喜呕，即其主要的适应证。"此外，胡老又归纳出仲景条文的八种情况以推广小柴胡之用，并指出："仲景所论对于小柴胡汤的应用不为不详，但执之治病，则不能尽其用也……据我所知，用原方的机会反不如加减或合方的机会多。"在这里，胡老同样认为临证用小柴胡加减或合方的机会多，恰与前面刘老临证所得的十余张柴胡汤加减化裁验方暗合。但胡老临床运用柴胡剂有自己的特色，如对小柴胡汤的运用有以下两个特点。

一是小柴胡加石膏汤（生石膏加 30 ～ 100 克），这是胡老临证使用率极高的一个加减方，无论感冒流感或其他急性传染病，表解而高烧不退、其人呕逆不欲食、胸胁满、口舌干，或口鼻如冒火，或头痛如裂，或眩晕者，用之立验。胡老还说：此方屡愈小儿肺炎，即使是婴儿，以奶瓶频频饮之，亦得奇效。他如腮腺炎、淋巴腺炎、乳腺炎等，凡见小柴胡证见口舌干燥或渴、舌白苔者，多属本方证。

二是小柴胡加芍药汤（兼腹急痛痢疾者）、小柴胡加桔梗汤（兼咽痛咳痰者）、小柴胡加吴茱萸汤（兼头痛头晕呕吐甚剧者）、小柴胡与葛根汤合方（兼项背强直者）、小柴胡汤与小陷胸汤合方（兼肺病肺结核者），以上诸方，若见口舌干燥者必加石膏，此为胡老定法。

此外，胡老认为大柴胡汤为少阳阳明并病的治剂，除柴胡证外，而心下急、痞硬、按之痛，为本方要征。具体临证经验如下：

大柴胡加石膏汤（石膏量同上），治大柴胡证见高烧不退、口舌干燥、心下痞塞、大便燥者，此方使用率与小柴胡加石膏汤一样高。

大柴胡加芒硝汤（芒硝10克，分2次冲服），治大柴胡证，发潮热而谵语者；大柴胡加橘皮汤（兼心下逆满、呕哕甚者）；大柴胡与葛根汤合方（治太阳少阳并病见两方证者），大柴胡汤与茵陈蒿汤合方（治大柴胡汤证并发黄疸者，如急性传染性肝炎），见口舌干燥者加石膏。

大柴胡汤与桃核承气汤合方、大柴胡汤与桂枝茯苓丸合方、大柴胡汤与大黄牡丹皮汤合方，此三方均为大柴胡汤合祛瘀之品，有桂枝者偏于治上，以头脑心肺诸病的机会为多，如癫痫、疯狂、脑震荡、脑血管病、心血管病及瘀血性哮喘等；有冬瓜子者则长于治痈肿、阑尾炎、胆囊炎、胰腺炎等。若口舌干燥者均宜加石膏。

此外，胡老运用柴胡桂枝干姜汤（后有专论）临证经验：此方的药量配比关系是：柴胡∶桂枝∶黄芩∶炙甘草∶牡蛎∶干姜∶栝楼根＝8∶3∶3∶2∶2∶2∶4。胡老认为，此方仍以柴胡为主。无半夏说明无呕症，加栝楼根、牡蛎以润燥止渴，加桂枝治气上冲。故此方治柴胡证兼津液枯燥、渴而不呕、心下微结、气上冲者。关键是"微结"，胡老讲：此微结既不似大陷胸汤证的结如石硬，亦不及大柴胡汤证的心下急，而只心下微有结滞感耳。胡老常用本方，对此深有体会，并对主治证做了高度归纳：凡久病津血不足，有柴胡证，疲乏无力而渴者，概属本方证。而临床尤其与当归芍药散合方，治疗慢性肾炎、红斑狼疮、贫血病等，均有良效。长久的无名低热用之尤验。曾用本方加吴茱萸治疗剧痛的青光眼得奇效。慢性肝炎见本方证者亦多，肝区痛加王不留行，甘草加量；肝功能异常加丹参、茵陈。这些宝贵的成形的用药经验，足资我辈牢记。

还有一方就是四逆散，胡老的临证经验同样很值得重视。胡老认为：此方为芍药甘草汤与枳实芍药散合方加柴胡组成。本方证的四逆甚少见，只有胸胁烦满、心下痞塞，形似大柴胡而不呕，且不宜攻下者，可用之。具体运用：一是四逆散加龙骨牡蛎汤，主治胸腹动悸烦惊者，倍芍药治阳痿有验。二是两个合方，其一，四逆散与桂枝茯苓丸合方，主治心脑血管

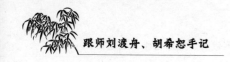

疾病不可下者，心绞痛更合用半夏栝楼薤白汤或加生姜；其二，四逆散与当归芍药散合方（即四逆散加当归、川芎、茯苓、苍术各6克，泽泻12克），此方治疗慢性肝炎同于柴胡桂枝干姜汤与当归芍药散合方，但二者有区别：胸胁满、微结、身无力、口渴而大便干者宜前方；胁下满、心下痞塞、大便溏者宜本方。若噫气不能食者，宜加人参、橘皮、生姜，肝区痛加药如前。（《名老中医临证经验撷英》，王永炎主编）

综上不难看出，胡老对柴胡剂的应用可高度浓缩为以下三点：

一是小柴胡汤（或大柴胡汤）加石膏，适用于一切阳热实证，包括一切急性传染性或急性感染性疾患，辨证前提是要有小柴胡证。

二是大柴胡汤与祛瘀血药合方（即大柴胡与桃核承气汤，或桂枝茯苓丸，或大黄牡丹汤合方），统治一切阳热实证合并瘀血或血败肉腐成脓者，辨证的前提是有大柴胡证。

三是柴胡桂枝干姜汤与当归芍药散合方，统治一切长期慢性疾患，尤以津血不足、疲乏无力而渴者，同样前提是有柴胡证。

很明显，胡老对柴胡剂的临床运用，加石膏是其独特的成熟的经验之一。考石膏，《神农本草经》谓："气味辛微寒无毒，主治中风寒热，心下逆气，惊喘，口干舌焦不能息，腹中坚痛，除邪鬼，产乳，金疮。"陈修园解释甚精辟："石膏气微寒，秉太阳寒水之气；味辛无毒，得阳明燥金之味。风为阳邪，在太阳则恶寒发热，然必审其无汗而喘者，可与麻桂并用；在阳明发热而微恶寒，然必审其口干舌焦，大渴而自汗者，可与知母同用；曰心下气逆，即《伤寒论》气逆欲呕之互词；曰不能息，即《伤寒论》虚羸少气之互词，然必审其为解后里气虚而内热者，可与人参、半夏、竹叶、麦冬、甘草、粳米同用。腹中坚痛，阳明燥甚而生，将至于胃实不大便之症；邪鬼者，阳明邪实，妄言妄见，或无故而心惊，若邪鬼附之，石膏清阳明之热，可以统治之。阳明之脉从缺盆下乳，石膏能润阳明之燥，故能通乳；阳明主肌肉，石膏外掺又能愈金疮之溃烂也。"唐容川

《本草问答》补充曰："石为金类……推之西方所产之川贝母、生石膏、桑白皮，皆得金气最厚，金主清凉，故皆能清气分之热邪……生石膏清气分之热而力最雄。"考《伤寒杂病论》之白虎汤、白虎加人参汤、竹叶石膏汤、白虎加桂枝汤、大青龙汤、越婢汤、小青龙加石膏汤、竹皮大丸、风引汤等，皆重用石膏。清雍正乾隆年间名医余师愚，创清瘟败毒饮治疗疫疹而活人无数，同样是重用石膏。近代名医张锡纯有《石膏解》专篇，举诸多救急病案详论石膏之用，叹服"诚为有一无二之良药"，可互参。

六、对柴胡桂枝干姜汤条文见解的比较

此汤证出自《伤寒论》第147条，其云："伤寒五六日，已发汗而复下之，胸胁满微结，小便不利，渴而不呕，但头汗出，往来寒热，心烦者，此为未解也，柴胡桂枝干姜汤主之。"此条是伤寒学术界颇多争议的一条，然此方证不论在理论上还是临床上都很有研究价值，张仲景说："若能寻余所集，思过半矣。"此条就很耐人思考寻味。对此问题的讨论，作为伤寒大家的刘老和胡老，各有其代表性。现分述如下。

（一）刘老论柴胡桂枝干姜汤证

刘老指出："这一条论述因伤寒误治而导致的邪传少阳，气化失常，津液不布的柴胡桂枝干姜汤证。这个方子和大柴胡汤是一个对比的方子。大柴胡汤治少阳之邪归并入阳明，阳明燥热，所以既解少阳，又下阳明，是治实证。这一条柴胡桂枝干姜汤是少阳之邪不解而有脾寒和气阴、气津受伤，气化不利，所以它夹有一定的虚寒，也可以说就有阴证的机转，有太阴病这个阴证的机转，所以用柴胡桂枝干姜汤。""这个方子既有养津液也有助阳气的作用，同时兼和解少阳。临床能治疗三种疾病，非常得力。"（见《刘渡舟伤寒论讲稿》，刘渡舟著）

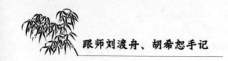

　　刘老还撰文《结合临床论柴胡桂枝干姜汤的应用》分析其方义："柴胡、黄芩清少阳之热，解郁利气；干姜、炙甘草温焙中焦，以暖太阴之寒；桂枝通阳气，以化津液；栝楼根、牡蛎生津软坚，以疗肝脾痞硬。我认为这个方子有小柴胡汤与理中汤合方之义。而与大柴胡汤遥相对应，一治实热，一治虚寒。仲景为少阳病机横逆脾胃时，而分寒热两途与虚实两治之法，体现了'一分为二'的精神。"很显然，刘老认为方中干姜之用，在于"暖太阴之寒"，但同时他也承认"论中所载并无下利腹胀等证"，这就是问题的疑点！但是他认为，"临床抓住主证，首先要抓住'阴证机转'的病机，那就是太阴脾寒所发生的下利与腹胀这一特点。……本方有柴胡之疏利、桂枝之温通、干姜之斡旋，则大气一转，下利与背痛可以立已"。且进一步引申而论："本方在《金匮要略方论》用治'疟寒多微有热，或但寒不热'的少阳病荣卫两虚之证。""本方能温寒通阳，解结化饮，疏利肝胆之气。善治背痛、腹痛、胁痛、胁胀、小腹痛、小腹胀、小便不利、大便溏薄等证。而大便溏薄在少阳病中反映出来'阴证机转'，而为肝病、胆病由热转寒、由阳入阴的一个转折点。这个病机稍纵即逝，就会发展成为肝硬化与腹水等证。"（见《刘渡舟伤寒临证指要》，陈明等撰次整理）

　　刘老在《试论柴胡汤类的加减证治》一文中同样坚持这一观点，认为柴胡桂枝干姜汤"治胆热脾寒，气化不利，津液不滋所致腹胀、大便溏泄、小便不利、口渴心烦，或胁痛控背，手指发麻，脉弦而缓，舌淡苔白等症。故用本方和解少阳兼治脾寒"。并指出此方"与大柴胡汤和解少阳兼治胃实相互发明。可见少阳为病影响脾胃时，需分寒热虚实不同而治之"。他还结合临床体验，认为"本方治疗慢性肝炎，肝胆余热未尽而又伴有太阴脾家虚寒，证见胁痛、腹胀、便溏、泄泻、口干者，往往有效"。（见《伤寒论十四讲》，刘渡舟著）

　　刘老从伤寒学理上对比分析说："《伤寒论》治少阳证，一个是大柴胡汤，兼阳明；一个是柴胡桂枝干姜汤，兼太阴。柴胡桂枝干姜汤是从气化开始，为什么加桂枝、干姜？桂枝干姜是通达阳气、温化脾气，干姜是理中汤的主药，这个方子里甘草配干姜，半个理中汤，它温暖脾家之寒；加桂枝通阳气、行三焦、行津液、利小便。它这里还有栝楼根，所以这个方子治疗阳气气化功能不利，脾的运化不利，三焦气化不利，津液不足而又有少阳肝胆气郁。"（见《刘渡舟伤寒论讲稿》，刘渡舟著）

此外，针对《伤寒论》第148条"阳微结"与"纯阴结"的疑似之辨，刘老进行了分析，指出："从中可以看出，少阳气郁不伸的'阳微结'证，可以类似于少阴病的'纯阴结'证。临床观察这个病可以出现手足厥冷、阳痿与无性欲之证。但其病机是气郁而非阳虚，故治疗中不能使用补肾温阳之品，应参考少阴篇四逆散的治法，则庶几近之。"刘老引述治疗一男性壮年患阳痿证病例，据其胸胁苦满，追知因忧患之事而生此病，此乃肝胆气郁，抑而不伸，阳气受阻，所谓"阳微结"者是矣。气郁应疏之、达之。刘老为疏小柴胡汤加枳实、白芍开少阳之郁，以疏通阳气之结，仅服三剂而瘳。

刘老在临床上拓展了柴胡桂枝干姜汤的治疗范围，有以下四点。

第一，治少阳病有阴证的机转，即见有太阴病。少阳为阴阳之枢，临近太阴，少阳之邪过渡到太阴。临床可见少阳证而又有太阴病的，如下利、下腹腹胀，如慢性肝炎、迁延性肝炎，见口苦、咽干，肝胆有热，同时腹胀、大便稀溏（脾胃有寒），用此方清解少阳之热，温中焦脾胃之寒，效果非常显著。说重点，少阳证是个阳证，但有"阴证机转"而见太阴病的苗头，用此方。

第二，此方治疗糖尿病效果甚好。尤其是慢性肝炎、迁延性肝炎继发糖尿病。因此方治口渴，糖尿病有口渴，服此方血糖或尿糖显著降低。在上述症状基础上有少阳病机，且口渴、心烦，此方效果甚好。

第三，治疗寒性疟、发疟，就是发冷发烧，定时发作。此方治疗疟的发冷恶寒偏多，发热相对偏少，效果也好使。

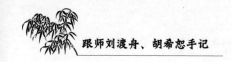

第四，临床见一些肝炎病患者，就是肝区疼，其痛放射至肩背，连及腰部，疼得很厉害，而且手指头发麻，脉弦而缓，兼有下腹胀，此方特别好使。（见《刘渡舟伤寒论讲稿》，刘渡舟著）

（二）胡老论柴胡桂枝干姜汤证

前面引述了胡老运用柴胡桂枝干姜汤的临证经验。这里，针对柴胡桂枝干姜汤证原文的"微结"问题，胡老分析甚是精辟。他指出："'微结'者，是里已有所结，但不甚，仍以少阳证为里。柴胡桂枝干姜汤利于治大便干（笔者注：与刘老观点恰恰相反）。汗下后'小便不利'反映出：一是津伤；二是误下有气上冲，气往上冲制约里水上而不下。'渴而不呕'说明胃里津亏而有热，若停水于胃则呕。热随气上冲，故'但头汗出'；'心烦'为有内热。'此为未解也'有两个问题：一是表证尚未解；二是少阳病全未除。"

这里补充说明一下，鉴于本条的诸多争议，笔者经过反复学习、比较胡希恕老师、刘渡舟老师对本方证的认识，初步认为两位先生对少阳病传的着力点各自是有所倾斜的。

刘老从少阳逆传太阴的角度，认为柴胡桂枝干姜汤"治胆热脾寒，气化不利，津液不滋所致腹胀、大便溏泄、小便不利、口渴心烦，或胁痛控背，手指发麻，脉弦而缓，舌淡苔白等症，故用本方和解少阳兼治脾寒。大便溏薄在少阳病中反映出'阴证机转'，而为肝病、胆病由热转寒，由阳入阴的一个转折点"。所言"阴证机转"，即见有太阴病。因少阳为阴阳之枢，临近太阴，少阳之邪过渡到太阴。

胡老则从少阳顺传阳明的角度，认为汗后泻下，津液大伤，化热化燥，脾阴不足，不能为胃行津，所以此方有利于治疗大便干；所谓少阳阳明者，"胃中燥烦实，大便难是也"。根据胡老经验，凡久病津血不足、疲乏无力而渴者，概属本方证。

　　由此笔者认为，《伤寒论》第147条柴胡桂枝干姜汤证原文，是张仲景运用六经辨证的一个生动展示，字字珠玑，内涵丰富，病机触角很多，具有广泛的临床拓展空间（见本书《从柴胡桂枝干姜汤看张仲景的六经辨证》一文）。

　　针对第148条证候中的"阳微结"，胡老认为：此条是承上条"胸胁满微结"句而作释。为能准确地把握第147条"微结"的内涵，这里录《伤寒论》第148条原文如下："伤寒五六日，头汗出，微恶寒，手足冷，心下满，口不欲食，大便硬，脉细者，此为阳微结，必有表，复有里也。脉沉，亦在里也。汗出，为阳微。假令纯阴结，不得复有外证，悉入在里，此为半在里半在外也。脉虽沉紧，不得为少阴病。所以然者，阴不得有汗，今头汗出，故知非少阴也，可与小柴胡汤。设不了了者，得屎而解。"胡老剖析严密："'头汗出，微恶寒'，表不解也；'手足冷'，气郁闭状；'心下满，口不欲食'，柴胡之半表半里证也；'大便硬'，里有所结也；病较错综。有表不解，但表证很轻。有柴胡证，但不很明显（未提出胸胁，只是心下满，还是偏于里）。"大便硬"，言其里有实，但脉不大而"细"，故"此为阳微结"，即阳证的微结症（阳明微结也）。据此证候，手足冷微恶寒之'大便硬'有寒实结的情况（阳证可结，阴寒亦可结，'寒实结胸，无热证者'）。但真正之寒实结者，不应有'头汗出'，此有头汗出，热上越也，一定是阳微结。所以'必有表，复有里也'。整个结于里是没有表证的。此微结是太阳病未罢，故一定有表而又有里。所以'微恶寒'正是表不解，其他均为里。微结于里而'脉沉'，虽脉沉细，也不是少阴病。少阴病无头汗出。与小柴胡汤，柴胡可疏泄两胁，肝主疏泄，可间接通大便。柴胡有疏泄作用，瘀血证兼大便干者，常用小柴胡汤，'上焦得通，津液得下'，故能对微结症起作用。柴胡苦平，不是主升提。若服汤后而'不了了者'（未去净之意），再用小柴胡加大黄（或调胃承气汤）'得屎而解'。此条是承上条"胸胁满微结"句而作释。"微结"时，

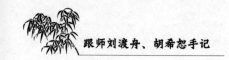

一般用柴胡汤可以解决，结之甚者，则用大柴胡汤乃至下法。"讲解层层剖析，非常精彩！老先生意犹未尽："此条需要再论述：'微恶寒'言有表证，'心下满''大便硬'又有里证，且'手足冷''脉细'。临床见到此诸症，一时想不到用柴胡汤，但为何'可与小柴胡汤'？主要是有'口不欲食'。柴胡证'但见一证便是，不必悉具'，此就是'嘿嘿不欲饮食'。少阳病禁汗、下，言'可与'不言'主之'，因柴胡证并不全备，阳明汗出不仅限于头，且身汗、手足汗全有。此仅头汗出，又无阳明内结热实之他证，故属'阳微结'，用柴胡剂。柴胡有疏泄作用，此药不单疏，且有缓下作用。所以阳明篇有'胁下硬满，不大便而呕，可与小柴胡汤，上焦得通，津液得下，胃气因和，身濈然汗出而解'。故胃不和者亦可影响。柴胡，本经曰'推陈致新'是也，对心下、胸膈有邪结之，柴胡即可用。此条应注意，'微恶寒，手足冷'易看成阳虚，但'大便硬'，有燥结，故很不好措手，用柴胡汤。'得屎而解'句很含蓄，意在临证适应用药（小柴胡加大黄，或加芒硝，或用调胃承气汤少少与）。可见，仲景辨证不但辨六经，无一不在八纲上下手。'手足冷'由于胃虚，津液不达于四末所致。'头汗出'，热亢于上。证有表，有里，有半表半里，从中治之。就是辨这些东西，或热，或寒，或实，或虚。"（见笔者整理的《胡希恕伤寒论授课笔记》）

如此丰富而严谨的精彩讲解，可谓与仲景先圣珠联璧合，验之临床掷地有声，令人拍案叫绝！

有学者设专题研究胡老的临证思维，如张牧川博士认为："胡希恕对于疾病的认识，一方面与他的临床背景有关，一方面与其经受过英语教学和有英语教育经历有关。在接受英语教育以及反复的融入英语的语法结构的训练过程中，可以认为他对于概念和范畴的意识不断增强，胡希恕指出和批驳了一些中医说理不清、含糊不明、指东谈西、夸大其词、模棱两可的表达方式。这些表达方式很少在胡希恕的语言文字里出现。"张博士还认为："胡希恕先生通过从类方角度切入思维，一方面不断对相对固定的原方、加减方、合方进行理论对比、鉴别使用，从而使治疗范围的概念获得内涵的扩充，使原方的外延减少；一方面相应地在临床中也使原方使用的清晰度、准确度甚至快捷度增高。这就是胡希恕先生经方原方作为整体使用的概率独高的原因。"由此进一步指出，胡希恕先生"归类使用原方或将原方加减合方的过程，是对从诊断认病的思维角度和从六经八纲辨证角度认识疾病之后所得结果的活化、细化和实际应用"（《胡希恕经方医学思维研究》，张牧川著）。此论客观严谨地阐述了胡老"辨方证是辨证的尖端"的逻辑要义，并揭示出胡老临证疗效之所以神奇的奥妙所在。

七、对《伤寒论》少阴病见解的比较

（一）刘老谈少阴病

刘老认为："少阴篇在三阴病中占有很重要的地位。因为它外有太阴病下利等症状，内可合有厥阴病手足厥冷等症状，少阴一经之病就可以代表三阴经。所以说，学伤寒，太阳篇应学好；三阴篇，应该将少阴篇学好。"一看便知，刘老是本《素问·阴阳离合论》"太阴为开，厥阴为阖，少阴为枢"的理论切入少阴病的。

继而刘老根据脏腑经络学说阐述少阴病本义，指出："足少阴肾脏为水火之脏。水为阴，火为阳，所以肾为阴阳之根本，是先天之气所系之地。中医讲先天与后天，先天讲阴阳，后天讲气血。先天秉自于父母，后天秉自于水谷。如果邪气客于少阴，肾气受伤，就会出现阴阳不平衡，产生阳虚的寒证或者阴虚的热证。一旦发展下去，可能会出现阴阳离决，人的生命就危险了。因此少阴病有预后不良的死证。少阴病也有原发与继发两类病，原发的多见于老年人，或者阳虚弱者，感寒后可以直中少阴，或者由

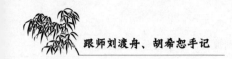

于误治误下用凉药，伤了少阴阳气。'老怕伤寒少怕痨'，为什么说老怕伤寒？因为老人阳虚，寒邪伤阳，易直中少阴，这就是原发的少阴病。继发的少阴病，一个由太阴传变而来，譬如太阴病下利，到一定程度后就传到少阴。中焦的腹泻可变成下焦的虚寒。太阴为三阴的屏障。脾胃之气若强，感邪后就不会发生阴证。只有突破此屏障，如下利、呕吐，脾胃虚寒后就会发生少阴病、厥阴病。一个是由于误治，用苦寒泻下之药、发汗之药，伤了少阴之阴阳，尤其是少阴的阳气，就会出现少阴病。还有的少阴病是由太阳传入的，因太阳与少阴相表里，膀胱和肾相互联系，所以膀胱之邪可以直接传入少阴，这是表里传。当然，这第三种情况也是少阴本身阳气虚寒的缘故。由于太阳与少阴为阴阳表里关系，往往会出现邪在太阳已内连少阴；也有寒中少阴，外连太阳的情况。少阴病阳虚，不能制水，气不化津，就会出现小便不利，水气泛滥的症状；若是阴虚阳亢，水亏火旺，就会出现心肾不交，心火为病，心烦不寐的症状。为什么会出现水证、火证？这和少阴主水火分不开。从六经辨证看少阴病，说了阴阳两个方面，但其重点在阳虚阴寒证。因此，少阴病的提纲证是以"脉微细，但欲寐"为前提的。"由此可见，刘老晚年提出的"火证论""水证论"，渊源于对少阴病的理解和运用，且与《内经》"水火者，阴阳之征兆也"之论颇为吻合。

针对第 281 条："少阴之为病，脉微细，但欲寐也。"刘老认为："此提纲证与其他经的提纲证有所不同，不但提出了少阴病的脉象，而且还提出人的精神'但欲寐'这样一个特点。足少阴为肾，手少阴为心，少阴为病属于正虚。正气虚，涉及少阴时则为阴阳水火不足，阴阳皆虚，所以'脉微细'。微为阳虚，细为阴虚，由脉微细就可反映少阴的阴阳皆虚，且以阳虚为主。"又说："'但欲寐'，还反映了少阴的阴阳不足。老年人往往喜欢似睡非睡，打瞌睡。这是因为人老了，肾气虚了，阴阳皆虚了。'但欲寐'为阳虚阴盛，水火精气不足，是病理情况。为什么仲景要将'但欲寐'作为少阴病的提纲证？在临床上见到'但欲寐'的患者，就要知道这是少阴病阳虚阴盛的症状，以老年人多见。"

　　针对第302条："少阴病，得之二三日，麻黄附子甘草汤微发汗。以二三日无里证，故微发汗也。"刘老认为："少阴和太阳互为表里，太阳主表，少阴主里。太阳篇有'太阳病，发热头痛，脉反沉；若不差，身体疼痛，当救其里，宜四逆汤'。从太阳角度来说，太阳病反见少阴脉，'脉反沉'；从少阴角度来说，以发热为反。将这一条与此条合在一起体会：此人为太阳病受邪，发热，若阳气积极、气血充足，脉应浮，此为太阳病；但现在见少阴脉沉，沉主里，反映少阴阳气不足而虚寒。证为太阳表证，脉为少阴之脉。太阳在表，风寒之邪不解，而少阴里阳已虚，为太阳少阴两感为病。因此，仲景提出兼顾之治法，麻黄附子细辛汤主之。"平心而论，刘老此解逻辑上是严谨的，也符合临床事实。

　　刘老进而解释道："如果少阴病已得二三日，麻黄附子细辛汤就不可用了，因为少阴病为少阴之脏阳虚有寒，少阴病时间稍长，阳虚更甚，就要用麻黄附子甘草汤微发小汗。'以二三日无里证'指少阴病二三日，尚无下利清谷等少阴虚寒之里证，此时可用麻黄附子甘草汤，以附子配炙甘草温阳，稍配麻黄发汗。若服用以上两方，病仍不解，就应根据太阳篇此条，用四逆汤。我们看太阳篇条'太阳病，发热头痛，脉反沉；若不差'，这'若不差'就是指若用麻黄附子细辛汤、麻黄附子甘草汤治疗无效时，而且还有'身体疼痛'，就要用四逆汤。所以这两条指少阴外感，风邪初客少阴，用麻黄附子细辛汤、麻黄附子甘草汤、四逆汤，分三个阶段进行治疗。这体现了六经阴阳表里体系。注家对此有称之为两感的，也有称之为少阴伤寒的。"

　　关于少阴病的预后问题。刘老指出："如果少阴病出现恶寒、身倦，或下利而手足温，或者发热欲去衣被等阳气恢复的现象，这就反映少阴的阳气恢复，可救治。手足温、发热、欲去衣被为阴气退、阳气复的好现象，

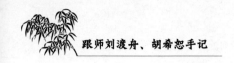

是少阴病退，而不是病进。如果少阴病，身倦、手足厥冷、下利、脉不至，为预后不良，是阳气亡的迹象。"（见《刘渡舟伤寒论讲稿》，刘渡舟著）

（二）胡老谈少阴病

胡老首先根据八纲的阴阳定位，认为少阴病就是表阴证。他指出："第281条：'少阴之为病，脉微细，但欲寐也。'后世注家将此条作为少阴病提纲证，提纲者提其纲领，乃是对一种病的概括说法。我向来把这认为是一个特征。此条相对太阳病言，一般少阴之表证，也类似太阳病，脉虽然浮但较微细，即此微细脉见之于浮。因病属阴，故'但欲寐'，即人喜温欲卧、困倦。此表阴证临床上较少遇到，还是太阳病为多。少阴表证多发生在身体素虚之人，或老年气血俱衰，偶有外感便带少阴之征象，脉浮偏微细，其人身体虽疼痛，也'但欲寐'。应该这样理解。"胡老认为"少阴病就是表阴证"的观点前人未见明确过，意思是少阴病无热恶寒与太阳病发热恶寒有"发于阴"与"发于阳"的明显不同，除此而外，由于少阴本虚在先，脉浮之中而有微细之象，且精神萎靡，故其人"但欲寐也"。

在讲到麻黄附子细辛汤证与麻黄附子甘草汤证时，胡老更加确认少阴病为表阴证这一观点，指出："'无热恶寒者，发于阴也'。少阴病当'无热恶寒'，少阴病在表，脉当浮。此条'始得之，反发热，脉沉'，前面讲太阳篇时说过，假如里有停水，会影响表热不出，停水在里，里气闭塞，表气也不会通透。此虽然是少阴病，亦'反发热'，因'始得之'，故还是要发汗，唯发汗中须加温中逐饮之法，故用麻黄附子细辛汤。"尤其第302条麻黄附子甘草汤证，胡老指出："少阴病，得之二三日以内，全可用麻黄附子甘草汤。少阴病津血虚，发汗全不宜大发，二三日病纯在表，故当以汗。用'微'字，指不可过汗，尤其少阴病。'以二三日无里证'，此已明确证明少阴病病在表（笔者注：赵开美刻本原作"无证"，此据《金匮玉函经》改作"无里证"）。今人将此条解释成太阳病，认为是太阳病传少阴，纯属错误。'少阴病二三日'何有传意？后人把经络看得太死，就认为是肾经，无所谓表证，其实此属少阴表证，已是明明白白的。既'无里证'，且治疗也是汗法，只是加用振兴机能之药（因属少阴表证）。此段亦明示少阴病的本来面目——就是表证。但少阴病在表的时间很短，仅二三天，故决不可误治。稍有延误，至五六日，便有并发太阴病而死亡的可能。"

胡老进一步从三阴三阳转化传变的角度做了对比分析，指出："少阴病理，其实明明白白的是表证。历来注家不敢承认，'以二三日无里证'，那么，为何注家不敢承认？有一个问题，即把本书六经看作是经络之经。少阴肾经怎可跑出来表证？问题就在此。六经之病是存在的，临床所遇感冒就有，太阳病几天，虽然脉浮，但细了，'脉浮细而嗜卧者，外已解也'，即少阳病。若见呕者，为柴胡剂，用小柴胡汤病就会好。然问题在于：太阳病是否就等于太阳经受病？这是成问题的。所以，我们研究《伤寒论》，一定要掌握其辨证的方法、规律，此六个类型是客观存在的事实，古人也是经过千难万困才发现。故我们研究古人东西，规律是一个，怎么样认识规律是又一个。要提高中医，首先要从认识方面提高。"

胡老指出："我们说少阴病就是这样，本来是个表证，但表证为何这样复杂？有嗓子疼，有急下证，又有四逆汤证等。表证不是总停留在表，要内传的。少阴传半表半里、传里，与太阳病传一样，但两者基础（前提）是不一样的。少阴虚（津血虚），传里以传太阴为常，二三日即可内传；太阳病不是，五六日传少阳，七八日才传阳明，甚至'十余日不解'，为什么？太阳病实，人不虚，故抵抗力持久。仲景此书就是讲表里相传，病实，则在表的时间长；病虚，则在表的时间短。人之生死，胃气为本，全在于胃。死者大概以在太阴病的阶段多，胃气败必然要死。故少阴病本虚，传里发生太阴病很危险。把太阴之死证放在少阴篇，这种精神很好，所以少阴病的几条死证要体会，全是传里并发太阴病。故治疗要把握机

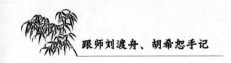

会，'二三日无里证'时赶紧发汗，才可挽救其发生太阴病危险证候的出现，所以后面'急温之'等全从此而来，治疗要当机治变。此为少阴篇之主要精神。少阴病传半表半里也是一样，以传厥阴为常。厥阴者，气血全束于此。但也有特殊情形，有少阴津血虚，兼胃肠素热者，传里可发生阳明病，更危险。津液虚竭，燥结迅速，若见口燥咽干之端，就要急下。传少阳也有咽痛，这是主要之点。"（见笔者整理的《胡希恕伤寒论授课笔记精要》）

由上可见，胡老与刘老对少阴病的认识有明显不同，刘老是基于传统脏腑经络的认识，基于"开阖枢"理论的认识；而胡老是单刀直入，据八纲以定位，如同他的"辨证施治"，只"施"而不"论"一样，把问题看得越简洁明快越好，这符合胡老的个性特点。但他们有一点是相同的，即都承认少阴病多发生在身体素虚之人，或老年气血俱衰，偶有外感便带少阴之征象，用刘老的表述就是："原发的多见于老年人，或者阳虚弱者，感寒后可以直中少阴，或者由于误治误下用凉药，伤了少阴阳气。'老怕伤寒少怕痨'，为什么说老怕伤寒？因为老人阳虚，寒邪伤阳，易直中少阴，这就是原发的少阴病。"

八、对《伤寒论》厥阴病见解的比较

（一）刘老谈厥阴病

刘老在《学习〈伤寒论〉厥阴病篇的一点体会》一文中认为：厥阴病的特点和少阴病不一样，如果把厥阴说成或寒（如钱潢）或热（如成无己）的一个侧面，那就和少阴病的寒化证、热化证相等同，也就无法反映厥阴病的特点，则有失六经分证的基本意义。《素问·至真要大论》说："厥阴何也？岐伯曰：两阴交尽也。"可见厥阴的"厥"字，是有极尽的意思在内的。这一名称表示了病至厥阴，是阴寒到了极点，而阳气也到了极衰的地步。然而，事物到了"极"，就会发生由量变到质变的突变，也叫"物极必反"。所以，"极"是事物变化的内在条件。进而刘老认为，厥阴病应该是在它的阴寒之极的时候，则阴寒开始走向了衰退，而阳气则相反地由衰转复。因为阳气一直处在阴寒压抑之下，所以当阴寒由盛转衰的时刻，阳气的来复也必然很强。症状见"气上撞心，心中疼热"等，就是一种"郁极乃发"的阳复现象。但此时的厥阴之寒，犹未从人体完全消除，所以同时又有"饥不欲食，食则吐蛔"等的寒证出现。由此而论，厥阴之热是来自肝胆的风木相火的上冲，厥阴之寒则是由于脾胃的阳衰和阴寒的不化。所以这个病是肝胆热而脾胃寒，从而构成了厥阴为病的特点。厥阴病既然是阴阳错杂、寒热混淆的病变，所以在治疗上必须阴阳兼顾而不能偏于一面。总结三点：①错杂；②消长；③顺逆。

刘老指出：阴阳错杂、寒热混淆是厥阴病的第一个特点，正因为有此特点，所以在本篇列有乌梅丸证、干姜黄芩黄连人参汤证、麻黄升麻汤证，以体现治疗方面的寒热并用的特殊治疗方法。乌梅丸是治疗厥阴正证的，而又见胸中时烦、吐蛔、手足厥冷等证；干姜黄芩黄连人参汤是治疗寒格吐利之证，是因里气虚寒、升降失常、胃气上逆、寒热阻格，而以饮食入口即吐为其证候特点；麻黄升麻汤治疗误下邪陷，阳郁于上、寒凝于下，阴阳两伤，手足厥逆，泻利不止，咽喉不利，唾脓血等证。此三方虽皆为寒热并用之法，以解阴阳混杂之邪。但乌梅丸治在肝，而偏于潜敛；干姜黄芩黄连人参汤治在胃，而偏于苦降；麻黄升麻汤治在肺，而偏于升透。故三方同中有异，不能等量齐观。

刘老还指出：阴阳错杂、寒热混淆之证存在于同一人体之中，因此阴阳之间必然发生此长彼消、此消彼长的变化。为此，继厥阴病阴阳错杂的病理特点之后，必然又会有阴阳消长的机转出现。阴阳消长的病机在证候上的表现是厥与热的胜复，即通过临床的厥逆与热的孰多孰少，而了解

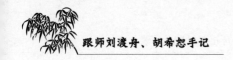

阴阳消长的具体情况，这是厥阴病的第二个特点。这里的厥与热，厥是真寒，热是真热，不存在真假格戴的问题，也是其他五经所没有的一种情况。厥与利反映阴寒之盛，阳消阴长；发热则反映阳气之复，阴消阳长。厥利见则热去，热见则厥利去，这种厥热往还，俨然如少阳病的往来寒热一样，亦见肝胆在发病中的近似之处。文中以厥与热时间的孰长孰短来辨证邪正消长之势。如厥利的时间长而发热的时间短，主阴寒之邪占优势，其病为进；如发热的时间长而厥利的时间短，则阳气必占优势，其病为退。若厥与热时间相等，是阴阳已达到新的平衡，则病可望愈。若阴消而阳长，阳复太过时，则可出现热证；阳消而阴长，阴盛太过时，则可出现寒证。凡转化为热证的，若邪热上攻于喉，则生喉痹、发热、汗出；若邪热外泛肌肤时，则可发生痈脓之变；若邪热下迫于肠时，则见下利便脓血等证。反映出厥阴阳复之热每有伤血的特点。如果阳复不及，阴寒为盛，则出现内拘急、四肢疼、下利清谷、汗出而厥等寒证。用四逆汤或通脉四逆汤破阴回阳，通达内外。

　　厥阴病的第三个特点是阴阳顺逆。阴阳顺逆是从阴阳错杂和阴阳消长中产生的，是和以上阴阳乖戾的病变分不开的。厥阴病的阴阳顺逆，不外阳复阴退为顺，阴极阳亡为逆；阴阳平衡为顺，阴阳离决为逆；阴阳相接为顺，阴阳气不相顺接为逆。凡阴阳气不相顺接者，则手足必然发生厥逆，莫一例外。手足厥冷之证虽一，但寒热虚实则各有不同……

　　刘老在论述了阴阳错杂、阴阳消长和阴阳顺逆后，又专门谈了肝气和肝血的问题，他说：厥阴者，肝也。凡肝之病，无不和它的疏泄不利与推动新陈代谢的功能失常有关。因而厥阴病中，亦可发生六腑气机不畅和升降出入运动失常的病证。具体地讲，它有呕吐、下利、哕逆等病的特点。如以呕吐论，若厥阴肝胃气寒而浊阴上逆时，则有干呕吐涎沫、颠顶疼痛之证出现，治用吴茱萸汤温寒降逆止呕。若厥阴之邪由阴出阳，而脏邪还腑，则见呕而发热之证，治用小柴胡汤和解肝胆而调胃止呕。如以下利论，亦有寒利热利之分（四逆汤、白头翁汤）。哕证也有虚实寒热之分，如胃虚寒而哕者，多与汗下伤阳有关；腑实腹满而哕者，则视其二便，知何部不利，利之则愈。厥阴主肝，肝体阴而用阳。体阴者，指肝藏血，以血为体也；用阳者，指肝以气为用，而有疏泄之能。因此厥阴病中，不仅论述了疏泄不利的气证，还论述了相应的血证。如当归四逆汤治"脉细欲绝"的血虚受寒之手足厥冷；当归四逆加吴茱萸生姜汤治内有久寒。而皆以"当归"名汤者，则厥阴多病血证的特点亦卓然可见（笔者注：《内经》有厥阴、太阳少气多血之说）。至于厥阴热证的唾脓血和下利脓血等证，也是与肝血有着千丝万缕的联系，凡研究伤寒者，亦不可不知。

必须承认，刘老对厥阴病的认识，理论上有渊源，逻辑结构严谨，层次很清晰，他用阴阳错杂、阴阳消长、阴阳顺逆和气血不调这一条主线，将厥阴篇的整个内容贯穿起来，如他所言："力求使用这一观点对本篇的证候表现与病机特点进行分析，从而使读者在纷乱难懂的条文中，有一个比较可靠的纲领可寻。"（见《刘渡舟伤寒临证指要》，陈明等撰次整理）

（二）胡老谈厥阴病

胡老首先认为，厥阴病为阴性的半表半里证。关于第326条厥阴病提纲证："厥阴之为病，消渴，气上撞心，心中疼热，饥而不欲食，食则吐蛔，下之利不止。"胡老还是从八纲定位的思维方式提出看法："这个提纲，厥阴病可能有此见症，但不是说凡是厥阴病就一定见此情形。故六经辨证有六个类型，我们只能掌握四种基本类型。这个辨证，表里易知，如表证，有阴阳之分，太阳与少阴，一是发热恶寒，一是无热畏寒；再就是脉，脉微细但欲寐就是虚证，与太阳病很好鉴别。里证也是，分阴阳两类，太阴与阳明很好辨别。除去表里，其余全是半表半里。"他又说："半表半里呈阳性见证者，为少阳病；反之，呈阴性，呈虚、寒者，为厥阴病。观仲景此书，六经的顺序，虽然与《内经》的顺序是一样的，但这里

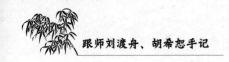

有辨证的意味。是这样安排,先讲太阳,后讲阳明,其余均是少阳。按理,四五日、五六日传少阳,六七日、七八日传阳明,当为太阳、少阳、阳明顺序,此不是这样安排。三阴也如此,表为阳,里为阴,这里讲阴证,先讲里(太阴),再讲表(少阴),除此均为厥阴。故研究此书,对少阳病、厥阴病之提纲证要活看,在辨证时并无妨碍。"

关于提纲证中"消渴"如何理解?胡老认为:"可能是错简,考第329条曰:'厥阴病,渴欲饮水者,少少与之愈。'说明厥阴病亦有渴证,但其渴'少少与之愈',则渴的程度当然不会是消渴(饮不解渴,随饮随消)。可见提纲证必无'消渴'甚明。此提纲证近似少阴病,也是津液不足,上虚则渴,虚故引水自救;下寒乘虚以上迫,上热又不得下布,于是病人一方面感觉气上撞心之疼,同时也感觉热(当理解为灼热感)。厥阴无关乎胃,只是下寒上逆,故虽饥而不欲食。"何谓"下之利不止"?胡老认为:"厥阴属半表半里,病不在胃,半表半里阴寒证不关乎胃肠,本不下利,但若把以上之虚热当成实热而误下,则陷入于里而下利不止。"

胡老指出:"通观厥阴病篇,以'厥阴病'冠首的,就第326～329四条为论厥阴病。以下则是又一个名目,即'辨厥、利、呕、哕病形证治第十'(太阳病上中下三篇,少阳至厥阴五篇,痉湿暍一篇,加此为十篇)。观其(第十)内容也是如此:始论厥,次论治利,再后论呕,最后是哕。可见此四种是杂病,附于厥阴病之后。为什么掺和一起?是王叔和搞的。此人不凡,对医道很有修养。他搜集仲景遗论,观察六经之病,唯厥阴篇没有证治,且认为(第十)其后有些内容似论厥阴(尤其是乌梅丸),便判断此一定属厥阴病之续,但也不完全如此。不过又没有更合适的办法,故留于世上的就是这种编制。一为这个本子统作为厥阴篇,另一种就是《金匮玉函经》,仍旧隔开,有此一章,态度公允。让后人研究讨论。但经宋代成无己注解伤寒论,便统作厥阴病而掺和在一起了。大家遂即敷衍其说,故至今,厥阴病没有一个标准的解释。而看成是时而为表、时而为里、时而为寒、时而为热之怪病，成了千古之谜。其实，真正的厥阴病就是从第326～329四条，还是《金匮玉函经》的对。"进而胡老提出思考："值得研究的是，为什么仲景作书时，在厥阴篇之末，附上一个杂病呢？我们看，厥、利、呕、哕，全是与胃有关之证候。胃乃生之本也，胃气存则生，胃气绝则死，故治病必须照顾胃气。陈修园先生认为，仲景用药，讲用甘药，甘以调之，旨在护胃气也。故仲景不惜千言万语为伤寒三阴三阳六经做一总结，一定要重视胃，不能把胃气治没了。"至此，胡老推断出厥阴篇编排的三点用意：

第一，把与胃气有关的厥、利、呕、哕的见证提出来，要人们知道，用以说明胃气之缓急生死。

第二，六经不是专为伤寒而设，表里阴阳概括万病，伤寒杂病大法无殊。凡病不超此六经范围，病的反映不是阳就是阴，没有不阳不阴之病，故用治伤寒之法治杂病于此。此乃医家正道。虽然讲的是伤寒，但在治疗上与杂病同属，所用之方，无一不是从《伤寒论》中来。如桂枝汤类、麻黄汤类、白虎汤类、承气汤类、柴胡剂类、苓桂剂类、泻心诸汤、四逆辈等；此外厥阴篇中乌梅丸、当归四逆汤、瓜蒂散等，名曰治厥（蛔厥、血虚寒厥、痰厥），但证属厥阴，则其证治不可不知。

第三，皇甫谧讲："仲景论广汤液为数十卷，用之多验。"凡六经提纲，全是《汤液经》之旧，名目属照例文章，厥阴亦如此。仲景于此补原来厥阴病之不足（治法），故继六经之后，有此杂病一篇。以上是胡老的看法，云"我以前的注家未有此论"。（见笔者整理的《胡希恕伤寒论授课笔记》）

笔者在此有个问题斗胆提一下：厥阴病提纲证有"下之利不止"句，此种下利是不是一定转入太阴病？如果是，则治疗原则"当温之，宜服四逆辈"。然笔者临证中遇到过好几例见烦躁少寐口渴，却又长期大便稀溏甚至久泻的患者，走太阴病用温阳健脾法往往无效，虑其下寒走温补脾肾亦如此。后改用乌梅丸则效若桴鼓，令我印象深刻。看来，乌梅丸证的

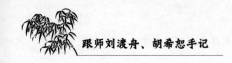

"久利"与太阴病宜服四逆辈的"自利益甚"病机完全不同。不知当否？可以讨论。

九、对《伤寒论》脉学见解的比较举例

（一）胡老论脉诊与紧脉

1. 论脉诊

据段治钧师兄讲，胡老早年撰写《脉学概说》一篇，同样是胡老研究仲景原著的力作。惜乎只写了"浮脉主病的分析"和"沉脉主病的分析"两篇，即搁置了。这里，一是就胡老对仲景脉学的独到见解做一简述，二是针对《伤寒论》的紧脉，谈谈胡老的理解。

胡老认为，仲景脉学最突出的特点是，与平脉比较求其差象，脉取太过与不及。《伤寒论》把健康人之脉谓之平脉，即平正无偏之谓，故不以象名。人若有病，则脉失其平，就其不平者名之以象，即为病脉。脉象虽然复杂多变，但以阴阳属性来分，不外阴阳两大类，亦不外"太过"和"不及"两类，如浮、数、滑、大等属太过的一类脉，沉、迟、细、涩等属不及的一类脉。

胡老认为，脉象来自三个方面。

（1）来自脉动方面

如数和迟是指脉动次数的多少；浮和沉是指脉动的深浅；动和促是指脉动的不整而言。

（2）来自脉体方面

如大和细是指脉体的宽度；弦和弱是指脉体直的强度；紧和缓是指脉体横的强度。

（3）来自血行方面

如滑和涩是指血行的利滞言。

令人印象深刻的是，胡老结合《伤寒论》原文，针对促脉的概念强调指出："促为迫或逼之谓，若脉动逼迫于上、于外，即关以下沉寸脉独浮之象，即谓为促。"依据是《伤寒论》第 21 条："太阳病，下之后，脉促胸满者，桂枝去芍药汤主之。"第 34 条："太阳病，桂枝证，医反下之，利遂不止，脉促者，表未解也，喘而汗出者，葛根黄芩黄连汤主之。"

胡老指出：太阳病下之后，其气上冲者，可予桂枝汤。今胸满亦气上冲的为候。但由下伤中气，虽气冲胸满，而腹气已虚，故脉应之促。芍药非腹虚所宜，故去之。下条提出脉促为表未解，其为寸脉浮又何疑之！关以下沉，正是下利不止之应。

胡老又引证第 140 条："太阳病，下之，其脉促，不结胸者，此为欲解也。"并指出：结胸证则寸脉浮关脉沉，即脉促之象。今太阳病误下，虽脉促，但未结胸，又无别证，亦足表明表邪还不了了，故谓为欲解也。观此，促为寸脉独浮之象甚明。

考清代医家钱潢（字天来）云："脉促者，非脉来数时一止复来之促也，即急促，亦可谓之促也。促为阳脉，以阳邪炽盛，故脉加急促，是知其邪尚在表而未解也。"任应秋先生亦云："促脉的脉象有二，一者指下寻之极数，并居于寸口，《素问·平人气象论》所谓'寸口脉中手促上击者'是也。曰并居，曰上击，都是气争于上而不下之义；一者数中一止，乃阳气上盛而下虚，不能接续，所谓阳极亡阴之类。"并指出："论（指《伤寒论》）中所言的促脉，多属于前者，而非后者。"（见任应秋《伤寒论脉证的再探讨》）刘渡舟老师针对第 34 条"脉促者，表未解也"，同样认为这个脉促，是"脉数而促迫，不是数而中止之促脉"。可见胡老对促脉的认识与诸家很接近。

2. 论紧脉

针对《伤寒论》的紧脉，胡老结合原文谈了自己的见解。

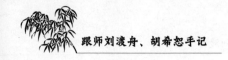

（1）主寒、饮、邪盛

《伤寒论》第3条曰："太阳病，或已发热，或未发热，必恶寒，体痛呕逆，脉阴阳俱紧者，名为伤寒。"太阳病迟早必发热，无论其或已发热，或未发热，必恶寒，同时见有体痛、呕逆，脉尺寸（阴阳）俱紧者，则名之为太阳伤寒证。

第283条曰："病人脉阴阳俱紧，反汗出者，亡阳也。此属少阴，法当咽痛而复吐利。"太阳伤寒脉阴阳俱紧，应不汗出；今汗出，故谓反。邪盛（脉阴阳俱紧）正虚，精气（汗出）外越，故谓亡阳也。此属少阴者，谓虽脉阴阳俱紧，似太阳伤寒，但就汗出亡阳的情况，正可谓系于少阴，但不见得是少阴病。阳脉紧为外邪盛，阴脉紧为里有寒（饮），故法当咽痛而复吐利。

第287条曰："少阴病，脉紧，至七八日自下利，脉暴微，手足反温，脉紧反去者，为欲解也，虽烦，下利，必自愈。"此条"少阴病脉紧"承第283条"病人脉阴阳俱紧"而论者，至七八日，传里转属太阴，则自下利。邪陷于里，故脉暴微，下利前手足不温，而今反温者，为胃气复振，腐秽不容停留也。下利前脉紧，而今脉紧反去者，邪随下利排出于外也。胃复邪去，虽烦，下利，必自愈。少阴病传里，并发自下利的太阴证，本为病进，但胃气实者可自愈。此同第278条"以脾家实，腐秽当去故也"是同一道理，可互参。

第361条："下利脉微，有微热汗出，今自愈。设复紧，为未解。"下利脉数为有热，但只微热而有汗出，则热共汗而外越，故知此利当自愈。假设脉数而复紧者，为热犹实，肯定为未欲解。由脉"复紧为未解"观之，前之脉数亦必复缓弱。

（2）主病势紧张（若痛、若宿食等邪实冲逆）

《伤寒论》第355条曰："病人手足厥冷，脉乍紧者，邪结在胸中，心下满而烦，饥不能食者，病在胸中，当吐之，宜瓜蒂散。"邪结于胸中，气血受阻，故手足厥冷而脉乍紧也。胃中有停滞，故心下满，饥不能食。欲吐不能吐，故烦满。此病在胸中，下涉及胃，当须吐之，宜瓜蒂散。厥之为证原因很多，非阴证所独有。本条所述为邪结胸中而致厥逆之证。（见《胡希恕讲仲景脉学》，段治钧编著）

（二）刘老谈《伤寒论》的紧脉

刘老在《对伤寒论的紧脉进行对比分析》一文中指出：考《伤寒论》有关紧脉辨证的问题，大约有二十多处，虽然都以紧脉主，然在辨证论治上却又有不同，为了探求平脉辨证之理，实有综合归纳、对比分析之必要。

紧脉主病，概括讲有三：寒证、实证、痛证，往往同时出现。此以六经分证介绍。

1. 太阳病，脉浮紧

太阳病为表证，如被寒邪所伤，则见"脉阴阳俱紧"。此"阴阳"指寸、尺脉位皆见紧脉。然寒邪束表，正气抗邪于表，故脉紧而浮。

脉紧主寒：浮紧之际，是为表寒之诊……伤寒恶寒，无论拥被向火，概不能缓减。自觉寒从背起，洒洒然、淅淅然，及于全身。

紧主疼痛：寒邪客表，而使荣卫不利，气血凝涩，经脉拘急，脉来浮紧，故可出现头痛、身痛、腰痛、骨节疼痛等证。

紧主邪实：太阳之寒邪束表，寒主收引，而使皮毛、腠理为之闭敛，则荣卫皆实。所以，一身虽然灼热，但无半点汗意可言。以其无汗，故称为表实证。皮毛者肺之合也，寒凝表闭，而使肺气不利，故可生喘。仲景名为"无汗而喘"，提示了此二证候的因果关系。

2. 若太阳病，浮紧不去

太阳伤寒，如不用麻黄汤发汗解表，以致寒邪不去，浮紧仍在。寒邪久羁，则阳郁不伸……正邪势均力敌相峙于表，把人憋得烦躁不安，"不

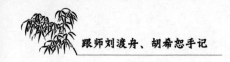

汗出而烦躁者"，治用大青龙汤，峻发寒闭阳郁之汗，则表解脉紧去，烦躁自安。

3. 若寒欲化热，则脉由紧变缓

夫寒客于表，阳气被郁，则随着人体的阳气而使寒邪渐趋化热。紧主寒，缓主热。尤怡云："脉缓者，变热是也。"则脉由浮紧一变而为浮缓，所以第39条才说"伤寒脉浮缓"，这是继第38条的"脉浮紧"而又谈到"脉浮缓"，说明表寒化热的程序和脉证变化。"紧"与"缓"本是相互对比之文，而不是孤立地去谈脉缓。

4. 阳明病的脉紧，又与太阳病不同

太阳病脉浮紧，主伤寒无汗表实。而阳明病的脉浮紧，则主经中受邪，而腑已成实。何以见之？第201条："阳明病，脉浮而紧者，必潮热发作有时。"可见紧脉在太阳和在阳明，意义有很大不同。

5. 若少阴病脉阴阳俱紧，则主寒盛亡阳

脉紧主寒盛之证，若见于少阴，则有寒盛亡阳之变。第283条："病人脉阴阳俱紧，反汗出者，亡阳也。此属少阴，法当咽痛而复吐利。"这是因为太阳与少阴经脉相连，互为表里。如少阴阳气充盛，则外助太阳而抗邪有力，可使在表之邪不能内传。如果少阴之阳气先虚，资助太阳之力不足，致使太阳之邪由表入里飞渡少阴，则形成寒盛于里，而使阳气失去固表摄阴作用，故脉紧而反汗出，则病不属太阳，而属于少阴。少阴经受寒邪为咽痛，少阴脏受寒邪为复吐利。此证不但汗出，且由于里寒也有吐泻与手足厥逆之证，治当扶阳祛寒为急务。

6. 脉若乍紧，其病为何？

有的病是脉乍紧乍不紧，令人捉摸不定。此乃痰实有形之邪，随气机上下而痹于胸中。痰上痹胸阳，不能外达四末，则有时手足发生厥冷而脉乍紧；若痰随气下而不上痹胸阳，则手足厥冷不发，脉亦不紧。紧主邪实，实则易聚，故除手足厥冷以外，必见心下痞满、饥不能食等证。治当因势利导，在脉乍紧时，而用瓜蒂散涌出胸中痰浊实邪则瘥。

7. 沉紧而证候又有不同

脉沉紧主里实与疼痛。如仲景所述"大结胸"三证，即脉沉紧、心下痛、按之石硬。大结胸为水热凝结的实证，故脉来沉紧而有力。结胸证有"从心下至少腹硬满而痛不可近者"的剧烈疼痛特点，紧脉主痛，理所当然。

另：《伤寒论》有时紧弦常互相借用，如第67条之"脉沉紧"和第108条"寸口脉浮而紧"，第266条之"脉沉紧者"，其"紧"字皆应作"弦"字体会。又因紧脉以力言，脉来紧张而有力；弦脉以形状言，如按琴瑟弦，端直以长，所以两脉可假借而用，但又不能混为一谈。

由上述可见，太阳病的脉紧变缓，为寒邪化热；阳明病的脉紧，为里实已成；少阴病的脉紧变微，为寒邪欲去；结胸脉紧主实、主痛；痰痹胸阳则脉来乍紧；少阴脉紧，主寒盛亡阳。可见紧脉为病，在不同场合，也有不同的辨证标准。古人云："比为六义之一。"通过紧脉相互对比以及紧脉的发展变化，使我们眼界大开，加深了认识，又提高了水平，一隅三反，而为研究伤寒学者告。（见《刘渡舟医论医话100则》，王庆国主编）

十、结语

笔者在撰写此稿前，进行了必要的学术准备工作，包括阅读两位先生各自大量的论著（个人著述及弟子编撰整理的书稿）、相关文献资料，还有笔者早年跟师学习的笔记等。限于本文篇幅，只能于刘老、胡老渊深的学术思想中撷取几个学术片段扼要做了介绍与比较，自知才疏学浅，对恩师的学术思想领会欠深，所述难免挂一漏万。总的感觉是两位先生的学术思想各有所长，可以相互补充，启迪我辈思考。作为一名称职的中医大夫，一是功底必须扎实，并不断丰富自己的专业知识积累，同时要勤于临证，善于思考；二是对前人敢于提出质疑，所谓"读书贵乎得间"，力争在悟性思维上达到一种比较高的境界。刘老、胡老在这两个方面堪称

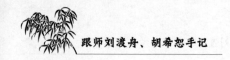

楷模！

在结束本文之前，我想仍有必要概括提及下两位恩师的几个治学侧面。

（一）胡老治学浅谈

胡希恕先生对《伤寒论》有着精深的造诣，其学术见解（包括基本概念）大多是个性化的表达，如并病合病，胡老给出的定义是："病当表里相传时，若前证未罢，而后证即作，有似前证并于后证一起而发病，因名之为并病。如太阳阳明并病、少阳阳明并病等均属之。若不因病传，于发病之始，则表、里、半表半里中的二者或三者同时发病，即谓合病。如太阳阳明合病、三阳合病等均属之。"对于辨证论治，胡老的简明定义是："即中医辨证施治，是在患病机体一般规律的反映基础上，顺应整体的探求疾病的通治方法。"

胡老认为：《伤寒论》所述多为临床客观现象，其中体现出的规律必须重视，是唯一具有已被验证过的可重复可操作的验案；所以古人云"三百九十七法"并非虚言，《伤寒论》完全可以作为大法来常读！同时，胡老治学非常严谨，对自己要求近乎苛刻，完全痴迷于对《伤寒论》的研究中，到了"两耳不闻窗外事"的程度！他的许多新见解都是经过临床反复验证加上反复思考修正后得出的，即便如此，胡老仍认为"思考不成熟"而不肯发表。胡老生前没有正式出版过一部学术论著，唯一在20世纪60年代所做的一篇学术报告《伤寒的六经论治与八纲的关系》被《人民日报》给予高度评价，认为是解决了"历代医家缺乏论述的难题"。其实，胡老同样是笔耕不辍，他生前写有大量的读书笔记和手稿。

对于《金匮要略》，胡老更是主张与《伤寒论》合起来读，"这个书要前后看，它源起一部书"，并认为仍可用六经八纲辨证将二者统一起来。事实上，胡老讲《伤寒论》方证时常引用《金匮要略》中的条文，而讲《金匮要略》时，更是上百次地引用《伤寒论》条文，相互比较揣摩，其义自现。但是，对于《金匮要略》的不少内容融合五行生克与五脏辨证观念，尤其《金匮》开篇《脏腑经络先后病脉证》，作为全书的一篇导论而大谈五行学说与脏腑经络辨证，胡老则持保留态度，拒而不讲。他认为"此篇为王叔和所写"，"此题目不符合张仲景写作风格，脉证更不是，尽是脏腑经络，他这大杂烩，什么都有"。所以胡老讲课守住自己不讲五行、不讲脏腑经络的"原则"。此外，胡老对张仲景脉学有着自成体系的见解。

对于后世吴鞠通的《温病条辨》，胡老的见解同样卓尔不群，他认为，《温病条辨》不可与《伤寒论》同日而语，理论上欠严谨，多断章取义，不能自圆其说。胡老举《温病条辨·上焦篇》第四条为例："太阴风温、温热、瘟疫、冬温，初起恶风寒者，桂枝汤主之。"并指出："且不论此四种温病能否用桂枝汤，就看他引用的桂枝汤方，桂枝与芍药用量比例关系是 6∶3 ，显然与仲景桂枝汤的 3∶3 大相径庭。这不是桂枝汤，而是桂枝加桂汤，试问，桂枝加桂汤能治上述四种温病吗？"如此等等。故胡老认为："该书违背了中医理法方药规矩准绳，不能作为中医的必修课。"所以他主张从经方的角度来解读《温病条辨》，认为该书对中医学术发展的贡献，"在于它给六经八纲辨证体系补充了一些有效的方证"。

岁月如梭，匆匆三十几年过去了，可以想象当年胡老白天忙于诊务，夜晚挑灯苦苦读书思索的情景。如今我辈拜读胡老的笔记遗稿，感觉他如同一位在伤寒学术领域里长途跋涉的思想者，以质疑的眼光审视古人，把"辨"张仲景的"方证"作为临床的"尖端"境界去追求，在极端"复古"的处方形式中又充满了对常规辨证论治的挑战！再看其临床疗效，即便在当时众多名老中医里都是出类拔萃的，用"出神入化，疗效非凡"八字概括，实不为过。

（二）刘老治学浅谈

刘渡舟老师作为全国著名的《伤寒论》专家，伤寒学科带头人，对《伤寒论》的研究有着异常清醒冷静的头脑。记得早年跟师学《伤寒论》

已经一年半之久，还没有进入其他经典医著的学习时，我有些着急，便问老师：中医学院伤寒课程150学时结束，我学了这么久，是不是太笨了？老师脱口而出："那（指教材）都是白搭！"老师看出我不解其意，就又说："《伤寒论》这本书就像一堵墙一样很厚，所以要尽可能学得明白些。什么叫明白些？就是要跟张仲景说上话……什么叫跟张仲景说上话？就是你学了这一条，先好好琢磨琢磨，仲景下一条有可能讲什么？好好想想，把这之前学过的条文，它们之间的联系再好好理一理，想好了再看下一条。如果你想的正好是仲景下一条要说的——这就叫跟张仲景说上话了。"

老师还说："我曾经有个想法，这本书要想学得明白，我自己给自己提出一个标准，就是要跟张仲景说上话。为此，我尝试着想写本书。可是只写个开头，越往后写越难，最后只能搁笔——这是一座山啊！我的脚力不行，上不去。《伤寒论》这部书让我知道什么叫'高山仰止'。"刘老能说出这样的心里话，算是给我辈留下一个终生都要做的课题，那就是：学习《伤寒论》光下功夫还不够，光努力临床有了一定的经验积累也还是不够，必须"参悟"，如师所说"想方设法寻找门径，穿墙而进，一览而无余"以求境界的升华。拜读刘老晚年撰写的诸多文字，如《辨证知机论》《〈伤寒论〉条文组织排列的意义》《〈伤寒论〉的气化学说》《对太阳篇1～30条的分析与小结》《研究〈伤寒论〉的文法举例》等，不外要达到一个治学目标，那就是要努力跟张仲景说上话。

比如中医的气化学说，刘老就很重视，曾不止一次地撰文论述《伤寒论》的气化问题，同时他一贯坚持用"脏腑、经络、气化"之理研究《伤寒论》并与临床结合。脏腑（体内）→经络（体表）→气化（人体与自然界）三者显然不是平行的直线关系，气化学说无疑属于较高层次的理性认识，其抽象程度明显高于脏腑、经络学说，它是从人与自然（三阴三阳本身就包含此义）相互关系的高度来认识人体的。刘老在深入思考《素问·六微旨大论》的经文后认为：《六微旨大论》指出了六气标本中见的气化组成，以及它的规律与程序，所以它是气化学说的核心与理论根据。

首先它指出了三阴三阳，是由六气所化而为之主。风化厥阴，热化少阴，湿化太阴，火化少阳，燥化阳明，寒化太阳。由六气所化，建立了三阴三阳，所以六气为气之本，而三阴三阳则为气之标。六气之本，乃是三阴三阳的第一手材料。'气化'就是六气的变化，神出鬼没，变化万千。但是它有规律可寻，这就是'气化学说'一门知识了。阴阳为标，它说明了六气必须分出阴阳，它虽是六气所派生，但必须是阴阳定性以后，才能起到客观实际之应用"（见《刘渡舟伤寒临证指要》，陈明等撰次整理），并认为："气化学说经过伤寒学家们发掘与移植，用以说明六经六气标本中见之理，以反映六经六气为病的生理病理特点而指导于临床。"（见《刘渡舟医论医话100则》，王庆国主编）

笔者对于刘老用《内经》气化学说认识《伤寒论》的基本理解和体会是：《伤寒论》移植《内经》三阴三阳的理论框架并极大地丰富了辨证内容。同时应该看到，张仲景的《伤寒杂病论》本属合璧，《伤寒论》重三阴三阳气化辨证，强调气化辨证的同时联系到脏腑经络；《金匮》重脏腑经络辨证，强调脏腑经络辨证的同时，气化辨证又自寓其中，故气化学说确立了六经框架，脏腑经络又是六经理论中不可或缺的基本环节，有其客观的物质存在。从《伤寒论》的叙述方法看，它是从狭义伤寒作为切入点，在对疾病发生发展的系列展开过程中揭示出对于疾病治疗的原则、定法乃至规律，因而它又具有广义伤寒指导一般的意义。故《伤寒论》的三阴三阳是针对外界气候的常与变作用于人体的反应状态（即证候），来"观其脉证，知犯何逆，随证治之"的。尤其是"辨病脉证"这个环节，极富动态变化，展示出病与病、病与证、证与证、病与脉、证与脉、脉与脉之间错综复杂又变化无穷的关系，包括许多内伤杂病（初始亦为外感病）的辨证，故探讨《伤寒论》的理法方药，自然就有统治百病的意义。这也正是它的魅力所在。

在对待五行学说上，刘老曾深有体会地讲：辨证论治是讲六经的，辨证知机是讲五脏的。记住了，这是口传。见什么证，见什么脉，然后按五

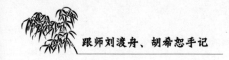

行生克之理，琢磨这病有没有危险，什么时候会出现危险。"刘老随后举例说："曾出诊见一个麻疹转成肺炎的儿童，喘得厉害，见绝证了，其父问用什么药治疗？我说不用服药了，危险就在眼前。为什么呢？这孩子喘如鱼口不能闭，肺气绝也。五脏里的肺所以决死生。治伤寒杂病，辨证知机在于五脏，辨证论治在于六经，这要分开了。所以，在《伤寒论》里要学辨证知机，就得看《平脉篇》《辨脉篇》。春脉弦，如果不弦了，没有胃气了，就危险了。"（见刘渡舟《伤寒论与经络》）可谓要言不烦，耐人寻味。

《伤寒论》尤其重视脉诊，凭脉预后。《伤寒论·平脉法》云："脉病人不病，名曰行尸，以无旺气，卒眩仆不识人者，短命则死。人病脉不病，名曰内虚，以无谷神，虽困无苦。"是说脉象有病而其人并不觉得有何不适，实际上这叫能行走的死人（行尸），因他的脉象说明其脏腑已无生气，会突然昏厥意识丧失，乃至夭亡。若脉无病则无大碍，仅仅就是内虚而已，调补水谷精微之气即可。这些文字，当很好地体会。《伤寒论·辨脉法》云："脉浮而洪，身汗如油，喘而不休，水浆不下，形体不仁，乍静乍乱，此为命绝也。又未知何脏先受其灾，若汗出发润，喘不休者，此为肺先绝也；阳反独留，形体如烟熏，直视摇头者，此为心绝也；唇吻反青，四肢漐习者，此为肝绝也；环口黧黑，柔汗发黄者，此为脾绝也；溲便遗失，狂言，目反直视者，此为肾绝也。"这就是刘老所说的"辨证知机是讲五脏的"，"辨证知机者，决死生也"。所以，《辨脉法》《平脉法》不可不读！

刘老终其一生地研究《伤寒杂病论》，与他结合丰富的临床经验创立的诸多论说，如"方证相对论"古今接轨论""辨证知机论""主证论""肝病论""气机论""脾胃论""湿证论""痰饮论""人体津液链论"等，经纬交织在一起，相互辉映。

刘老、胡老学有渊源，且才气过人，同为现代中医界伤寒学派的两位泰斗级人物，他们的医德医风、学术思想将永存人间，永远令我辈景仰！

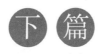

下 篇

跟师临证心悟与学术专题探讨

从柴胡桂枝干姜汤看张仲景的六经辨证

当年聆听吾师胡希恕老先生授课时，讲到此条时胡老指出："五六日正是邪气由表传入半表半里之时，已经发汗又用泻药，故胸胁满微结。微结者，是里已有所结，但不甚，仍以少阳证为显。这个方子有利于治疗大便干……临床有一种无名的低烧，用柴胡桂姜汤效果很好。"说心里话，我当时听后疑惑不解，教材里明明讲此方证是少阳病兼水饮内结，可有脾虚便溏。胡老讲的是不是偶然幸中所得呢？几十年临证走下来，才深深体会到吾师言之凿凿，掷地有声！愚钝的我撰此小文，算是交给老师一篇迟到的作业吧。

我们来看这条方证：

《伤寒论》第 147 条：伤寒五六日，已发汗而复下之，胸胁满微结，小便不利，渴而不呕，但头汗出，往来寒热，心烦者，此为未解也，柴胡桂枝干姜汤主之。

柴胡半斤　桂枝三两（去皮）　干姜二两　栝楼根四两　黄芩三两牡蛎二两（熬）　甘草二两（炙）

上七味，以水一斗二升，煮取六升，去滓，再煎取三升，温服一升，日三服。初服微烦，复服汗出便愈。

这条原文与方剂，想必学过《伤寒论》的人都有印象，但比较费解。

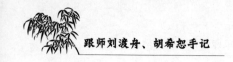

它的深层含义到底有多深？临证适用范围究竟有多广？代表主流话语权的学院派教材，将此条病机归纳为"少阳病兼水饮内结证治"，是否准确概括出张仲景柴胡桂枝干姜汤证的本义？

以个人近40年中医经典著作的研读与临证，我觉得像《伤寒论》这样的经典著作，它的文字魅力，要求我们不得不从条文的字里行间揣摩其义，并结合临证思考，来认识原文蕴藏的丰富内涵。比如这条柴胡桂枝干姜汤方证，经过本人长期思考与临证，可以毫不夸张地讲，此方用好了就是一个神方！因为此方携带大量的信息密码。有趣的是，当我们看到始料不及的疗效而重新审视这条原文和这张方剂时，竟很难找到那神奇疗效的所以然！正所谓"分明香在梅花上，寻到梅花香又无"，经方魅力正在于此！

遍览各家注解，我以为正应了那句话：纸上得来终觉浅。纸上谈兵学《伤寒论》，实不如扎扎实实以临证为出发点和归宿点，充分调动自己的中医和传统文化知识结构，正如张仲景在《伤寒论·自序》中说："若能寻余所集，思过半矣。"运用悟性思维，回归经典，原汁原味地思考，有时会发现更多信息，解决更多一般辨证论治思维定式不能解决的顽症难疾。

先看几例病案。

一、医案五则

（一）柴桂姜汤加减救治发热合并急性消化道出血

我在一篇文章中谈到自己的高龄老母亲，97岁寿终。老人家83岁那年患感冒，开始小有寒热，也"对症"服过感冒冲剂，四五天后，体温突然上升至38.5℃，关键是合并消化道溃疡（这是多年的老胃病）而出现柏油样便。

刻下：母亲卧床神倦，面红，汗出（头汗为主），鼻头色淡白，胸胁满不欲食，舌淡苔白而干，有口腔溃疡，左脉弦细数，右寸浮洪重按无力。

分析：如此内外合邪，苦寒清热，必重伤胃气，预后不良；从脾胃消化道救治，高烧不解决，病情会瞬息万变。怎么办？此时病人叫渴，遂问：喜冷饮热饮？答曰：越热越好。脑中突然闪出柴胡桂枝干姜汤，太阳少阳并病，表热未解又出现太阴（脾统血）之变，阳热浮越于上，阴寒凝滞于中。

治则：和解少阳兼温太阴，内外合治寒温并用。

方药：柴胡桂枝干姜汤加减。

柴胡18克，黄芩9克，天花粉15克，牡蛎9克（先煎），桂枝9克，炙甘草6克，炮姜炭6克，三七粉6克（分2次冲），生石膏30克（先煎）。

上方炮姜炭6克易干姜，加三七粉6克，以强温中止血之力；加生石膏之辛寒，清热宣透，控制发烧。

煎服法：一剂，水煎两遍，去滓，药液混合后继续煎煮剩半，分3次少量频服，徐徐饮之，密切观察病情变化。

服一剂后，头汗止，体温降至37.5℃，母亲想喝粥。翌日再剂，体温正常，母亲能下地，自己上卫生间，解下破破糟糟黑便若干，精神状态明显好多了；第三剂（去石膏）服后，大便颜色转为正常。老太太自己说病好了。为巩固疗效，上方药量均减半，加大枣6枚，生姜3片顾护脾胃，又服两剂告愈。

（二）柴桂姜汤加味治愈银屑病（牛皮癣）

某女，58岁，于2014年夏患甲状腺血肿，经抗生素治疗而血肿消失。一个月后无意中发现躯干及四肢呈圆形或卵圆形大小不等斑片若干，以背

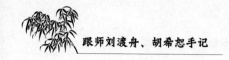

腰臀部居多，色红，痒不甚，干燥，患肤表面覆盖有白色鳞屑，经北京协和医院诊断为银屑病（牛皮癣）。于盛夏（7月29日）来我处门诊。

刻下：面黄少华，鼻头、眼袋色晦暗，大便软，1日2次，且长期睡眠欠佳。查舌质暗红，苔白稍腻；脉弦细，右关脉、尺脉无力。

因考虑天气炎热，顾虑经方偏于温热，故开始用脏腑辨证，以四君子汤合凉血四物汤对症加减为治。服药一周自觉尚好，皮疹色红减轻，睡眠好转。如此又服一周。色红变浅，尤以腰背皮疹部分隐退。天气炎热，问其出汗多否？答曰：不大出汗。因思"其在皮者，汗而发之"，借天时之助，可辅以宣透之法。故第三诊减凉血药而酌加发表之品助其外达，并嘱病人药后有可能还要出一些。病人服至第四剂药时，突然皮肤大面积红斑出现，程度重于初得，有痒，但无汗，其人烦躁，因事先嘱咐病人有此心理准备，所以她坚持服完后3剂。

复诊时见其皮疹陈旧者复发，同时又有部分新生者，色鲜红，有部分干燥脱屑，病人面带忧虑，观舌象基本如前而苔白稍干，脉弦细。问其渴否？答口：但欲漱水不欲咽。大便仍一天2次，心里烦躁。患者舌质暗红，苔白而干，脉弦细略数，右关脉有洪象但沉取无力。遂用六经辨证：此银屑病患病之前有甲状腺血肿病史，乃少阳相火内郁入血可知，虽经抗生素治疗，但火郁内闭时值暑热流窜经脉；加之病人平素太阴脾虚肌肤失养，睡眠长期欠佳又阴血暗耗。如此分析，有少阳枢机不利郁热深入血分的一面，还有平素血虚水盛病在太阴的一面。从运气学说分析，甲午年值土运太过而湿盛；再从六气主客加临推算，自小满日巳初至大暑日卯初为三之气，主气少阳相火，客气少阴君火；而从大暑日卯正至秋分日丑正为四之气，主气客气均为太阴湿土。很显然，患者甲状腺血肿发病之时正值少阳相火主气，而大面积暴发银屑病又值太阴湿土主客加临。外界的气候特点势必对患者病情造成影响。故这个病位主因当是少阳胆火内郁深入血分在前，而太阴湿土主客加临加重脾虚湿盛在后，病属内外合邪，少阳太阴并病。遂以柴胡桂枝干姜汤原方原量，调和少阳枢机以解外。

治则：疏解少阳，温化太阴，兼养血利水。

方药：柴胡桂枝干姜汤（原方比例）加味。

柴胡 24 克，黄芩 9 克，天花粉 12 克，桂枝 9 克，炙甘草 6 克，牡蛎 9 克（先煎），干姜 6 克，当归 9 克，白芍 9 克，苍术 9 克，茯苓 9 克，生石膏 45 克（先煎）。

上方加归、芍养血；苍术、茯苓化湿利水；因皮疹大片色红，伴烦躁，故重用生石膏（辛寒），清热宣透以为佐。

煎服法：7 剂。1 剂药水煎两遍，去滓后继续煎煮剩半，分 3 次服，饭后 1 小时服，日 1 剂。

医嘱：保持心情舒畅，清淡饮食，忌酒酪、辛辣、海鲜。

服药一周，皮疹消退一半，色红大部分消失，烦热大减。两周后皮疹完全消退，只留褐色痕迹。如此用柴胡桂枝干姜汤加减治疗两个月（没用一味治疗皮肤病的药），病情稳定好转，未再反复。后减药量，以每周服药两剂巩固，1 个月后停药告愈。至今五年余，皮肤正常如病前。

（三）柴桂姜汤加味治疗顽固性湿疹瘙痒症

某老妪，69 岁。患湿疹时作 20 余年，自述近月余每晚瘙痒异常，夜不能寐。查其颈背连及腰臀呈鲜红色大片湿疹，与暗红之陈旧性湿疹重叠，有明显抓痕与结痂。前胸、腹部、小腿亦见。人消瘦，心烦，手足心热，皮肤干燥粗糙，但口干不思饮，大便日两次，从不便秘。查其舌瘦红少苔，脉弦有洪象。病属阴虚火旺，津液亏耗而失濡润，日久血虚生风，风胜作痒。经曰："诸痛痒疮，皆属于心。"以导赤汤合知柏地黄汤加白鲜皮、白蒺藜、白花蛇舌草、乌梢蛇等。如此断断续续治疗两月，服药期间好转，停药没几天又反复。后加外洗中药凉血清热，止痒润肤。如此这般内服外洗，依旧是用药好转，停药两周以上仍时有瘙痒，但程度有所减

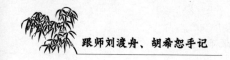

轻。总之，来来去去效不稳定。

后详细分析，病位在君相二火，当从少阳少阴求之。经曰："少阳之上，火气治之，中见厥阴。厥阴之上，风气治之，中见少阳。"火与风，是病在标，本质上是血虚津亏，而这只是问题的一个方面；另一方面，根据病人不想喝水，大便从来不干燥，甚至一天两次，说明体内有潜在水停。君火上炎，相火游行，中焦水湿不化，生津乏源，脾主肌肉失养，人见消瘦；《灵枢·本脏》云："卫气者，所以温分肉，充皮肤，肥腠理，司开阖者也。"肺肾金水相生，脾气散精失于转输，在肺则皮毛枯燥，在肾则卫气不行。经曰："少阳属肾，肾上连肺，故将两脏。"故治从少阳枢机入手，司开阖以健脾养血利水。主用柴胡桂枝干姜汤加归、芍敛阴养血柔肝，加泽泻升清降浊，苓、术健脾利水。且白芍与桂枝相配又能解肌调和营卫。

从五行方位气化角度分析方义，柴胡苦平，是南方火中土药，主入少阳相火游行之地而秉太阴坤土之气；配黄芩、栝楼根之苦寒，得南方火味，秉太阳寒水之气，故清相火而生津液；配牡蛎咸平微寒，得北方水味，入少阴肾水以藏精，合柴胡有水生木义，疏利肝胆兼能软坚散结。桂枝辛温，叶天士讲："桂气温，秉天春和之气，入足厥阴肝经；味辛无毒，得地西方润泽之金味，入手太阴肺经。"辛温气升味降（辛能润），恰和左肝右肺升降之轮生理，所以治"胸胁满微结"。干姜辛温，较生姜则发散之力弱而温中之力增，故位居西方温而不散，得冲和之气而属土也。土虚易生寒，以少量干姜温之，温运脾气使津液上行下达，助桂枝以散"微结"；炙甘草入土守中，其外红内黄乃火生土义，且甘能缓急，缓和姜桂之辛热。

患者服药第一周入晚感觉瘙痒程度减轻，因而未用外洗药；效不更方，继服1周，而五心烦热大减，大便日1次，成形。服药3周后，舌红转润出现薄白苔，皮肤瘙痒基本消失，红疹消退未见新生，且有微微欲汗之感。如此加减进退 1 个月，患者皮肤代谢缓慢恢复，干燥亦有缓解。

（四）柴桂姜汤治疗荨麻疹反复发作

某女，56 岁。自入冬以来，患荨麻疹，皮肤瘙痒，且越来越重，以手抓搔则迅速隆起，色红成片，入晚尤甚，以致不能洗澡，沾温水后同样呈风团状连接成片，病人甚感痛苦，痒起来每每无法入睡。

既往患腔隙性脑梗死 3 年、高脂血症、高血压病（每日服药）。初以头目眩晕、颈项强直、右上眼睑抬举不适感来就诊，经两月治疗，上症明显好转，右提上睑肌恢复良好。

刻下：病人体丰，纳可，大便正常偏软，舌暗红小有裂纹，苔润，左脉沉弦，右寸关脉稍浮。

考虑其肝阳上亢和脑血管病史，主打镇肝熄风汤加凉血息风及抗过敏中药（加生地黄、牡丹皮、防风、五味子、白蒺藜、僵蚕、连翘）。

如此思路加减治疗月余，自觉瘙痒减轻。于两周前，自述因来自工作管理等方面的压力而心情急躁，荨麻疹反复，且症状加重，几乎不能入睡。病人要求先集中解决瘙痒问题。

余细审其证，此次反复的起因是肝胆气郁，郁而化火生风，在外则营卫不调。考虑病人体态丰满，左脉沉弦，体内当有潜在水湿，遂以少阳枢机为治，用柴胡桂枝干姜汤加养血利水之归、芍、苓、术，另加地龙、钩藤兼顾血压。

1 周后病人来复诊时见其表情轻松，问疹痒减轻否？答曰：自服上药后，荨麻疹迅速消退，瘙痒基本消失。效不更方，继服 1 周，自觉良好。

（五）柴桂姜汤加味治疗顽固性手癣兼便秘证

某女，28 岁，患双手癣近 8 年，伴顽固性便秘。双手背食指中指为明显，皮损状如苔藓，粗糙角化，有抓痕，皲裂，入晚剧烈瘙痒以致夜难入

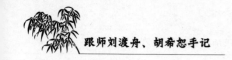

睡。食欲好，大便干燥 3 日一行，解如羊粪。观其人面色黑红，额头呈水色。月经周期 30 天，量适中小有血块。舌暗红小有滑腻苔，脉沉滑。按一般辨证，乃津亏肠燥，手阳明大肠腑气不通，经气郁滞使然。治以清泻阳明，活血祛风止痒。药用桃红四物与小承气汤加白鲜皮、白蒺藜、乌梢蛇、地肤子等。嘱忌口辣椒羊肉海鲜。服药两周，病人自觉效果不显，大便稍稍好点，仍干。于是加外洗中药，嘱每晚擦洗后药液留在手上阴干后睡觉，翌日早清洗。如此近两个月，有效但很慢。

细审其证，从手阳明大肠经腑论治不能算错。但张仲景讲："阳明居中主土也，万物所归，无所复传。"这讲的是阳明的局部，只是一个传导化物。既然局部治疗效果不显，可否调动全身，用整体带动局部？所谓"大气一转，其气乃散"，而调动整体莫过于少阳。太阳主开，阳明主阖，少阳主枢。走少阳枢机的思路，正如仲景描述服柴胡汤后的反应："上焦得通，津液得下，胃气因和，身濈然汗出而解。"上焦得通，指肺气的宣发（左升右降，肝肺升降之轮的运转）；津液得下，主要指前后阴，即肺主通调水道下输膀胱，肺与大肠相表里，大便润降得以顺畅下行；继而胃气因和，作汗化源，由内达外而解。

很明显，柴胡剂的作用是一个纵向，一个横向，经纬交织，网络周身胸腹腔间。此病例，尽管燥象明显，但下焦同样有水湿不化，何以见得？额头暗黑呈水色也！舌苔小有滑腻为湿浊，脉沉滑说明下焦有水有积滞。

本此思路，照用柴胡桂枝干姜汤加归、芍，疏解少阳三焦，运脾调达内外。

服药 1 周，痒减轻些，未用洗药亦可入睡。有时夜半也痒，但基本不影响入睡。尤其称奇者，多年顽固性之便秘也明显好转，很规律地 1 天 1 次。要知道方中没有一味专通或润降大便的药，竟大便解之顺畅。

此后照方又继服 1 周，大便正常，手癣瘙痒缓解，未再用洗药。此病例目前仍在治疗中，最终疗效尚待进一步观察。

翻阅前贤医案，发现此方还可以加减治疗发狂、疮疡、郁冒、痫证、癃闭、劳瘵、肺痿、肺痈、痔漏、久痢、妇科诸疾，还有神衰、失眠、惊恐、抑郁、过敏性哮喘、更年期综合征、中耳炎、头疮、紫斑病，甚至口吃等，不一而足。可见这首柴胡桂枝干姜汤，足以让我等惊叹其中丰富的内涵！

余每览《史记·孔子世家》，见司马迁赞美孔子："《诗》有之'高山仰止，景行行止'。虽不能至，然心向往之。"不禁兢兢然也。自惭庸愚智浅，虽于伤寒手不释卷，终无力窥其底蕴，每有赵括空读之叹！

今撰此文，前述病例直观排列强化感觉，在感觉的基础上再去理解阐发这条原文，现就《伤寒论》第147条柴胡桂枝干姜汤证原文（仅仅50个字）逐句解析，具体感受一下什么叫张仲景的六经辨证。

二、原文与方剂论述

主要分两个部分来谈：一是原文内涵的六经解密；二是方药结构的圆机活法。同时谈谈煎服法与方后注。

（一）原文内涵的六经解密

《伤寒论》第147条："伤寒五六日，已发汗而复下之，胸胁满微结，小便不利，渴而不呕，但头汗出，往来寒热，心烦者，此为未解也，柴胡桂枝干姜汤主之。"

1."伤寒五六日"的四层含义

第一层，太阳表证多病传少阳半表半里证。

《伤寒论》原文以"伤寒五六日"冠首者有六条，其中太阳篇五条，第78、96、147、148、149条。这些都是讨论病传少阳及其变证的，只有一条在厥阴篇（第347条），是"脉虚复厥"的阴证。所以，在"伤寒

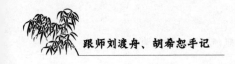

五六日"这个时段，根据张仲景的经验，多病传少阳。

第二层，"五六日"是值少阴主气之期，太阳与少阴寒热互化。

第三层，为什么值少阴主气之期而病传少阳？

这里涉及少阴与少阳的关系问题。什么关系？少阳主枢，少阴亦主枢，枢者，转也。此乃其共同点。具体到柴胡桂枝干姜汤方药组合中也体现出这点：少阴为水火之脏，少阴主枢，是在三阴这个区域内调节水火的升降（方中天花粉、牡蛎是其体现，火降则水升）；而少阳主枢则是在三阳这个区域内协调表里的开阖，使邪从少阳转出太阳，随太阳之开而病解（方中柴胡、桂枝是其体现）。所以"伤寒五六日"，转化的时间点是值"五六日"少阴主气，而落脚点则是"半在里半在外"之少阳病位。

第四层，少阴与少阳的鉴别。

正因为少阴与少阳均有枢转的共同点，所以仲景紧承此条，在第148条针对"伤寒五六日"这一特定时段谈了少阳与少阴的鉴别问题。（笔者按：关于"伤寒五六日"的四层涵义，详见前绪论二，此不赘述）

附录：《伤寒论》"伤寒五六日"冠首的六条原文

第78条："伤寒五六日，大下之后，身热不去，心中结痛者，未欲解也，栀子豉汤主之。"

第96条："伤寒五六日，中风，往来寒热，胸胁苦满，嘿嘿不欲饮食，心烦喜呕，或胸中烦而不呕，或渴，或腹中痛，或胁下痞硬，或心下悸小便不利，或不渴身有微热，或咳者，小柴胡汤主之。"

第147条：即本条，故略去。

第148条："伤寒五六日，头汗出，微恶寒，手足冷，心下满，口不欲食，大便硬，脉细者，此为阳微结，必有表，复有里也；脉沉亦在里也，汗出为阳微……"

第149条："伤寒五六日，呕而发热者，柴胡汤证具，而以他药下之，柴胡证仍在者，复与柴胡汤。此虽已下之，不为逆，必蒸蒸而振，却发热汗出而解……"

第347条："伤寒五六日，不结胸，腹濡，脉虚复厥者，不可下，此亡血，下之死。"

2. "已发汗而复下之"释义

这七个字同样讲究：由"已发汗"可以推想，起首这个"伤寒"是麻黄证的伤寒，法当"发汗"，是为正治；先汗后下，是为汗下有序，亦为正治。在伤寒五六日期间使用过下法，按理当有转属阳明之可下证，但通过本条下文"此为未解也"，说明"复下"之时存在着表证，则"下"属误治。

3. "胸胁满、微结"释义

（1）半表半里病位的形成

这里涉及两个病位，一个是"胸"，一个是"胁"。

先说"胸"，胸为阳气出入的门户，亦为表之入里、里之出表处，所以，胸属表位，治从太阳；胸之见证反映出太阳病由表内传的势头，尽管仍属表证，但已见内传之势，故胸亦属太阳之里。所以，太阳主表，太阳之里就是半表，这是一层含义。再一层含义，阳明以胃肠为里（"阳明之为病，胃家实是也"），邪"实"于胃肠之里，这个"里"的部位很具体，就是胃肠。那么，胃肠以上、以外的胸腔、腹腔间，相对于胃肠之里来说就是半里。所以，阳明主里，里之外里之上者就是半里。由此便形成少阳半表半里的病位。

再说"胁"，《医宗金鉴·伤寒心法要诀》所谓："邪气传里必先胸，由胸及胁少阳经，太阳脉浮唯胸满，过经不解有阳明。"少阳经布于两胁，足少阳胆经"下胸中贯膈，络肝属胆，循胁里"，"其直者，从缺盆下腋，循胸，过季胁"，所以，"胁"乃少阳本经所过，相火游行之处也。手少阳三焦经"交出足少阳之后，入缺盆，布膻中，散络心包，下膈，循属三焦"。

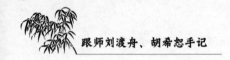

（2）"微结"的病位与性质

"微结"，即表邪内陷微有所结，属柴胡证"胸胁苦满"之轻微者，仍以少阳证为主。所以这个"结"是邪从外来，与第97条"血弱气尽，腠理开，邪气因入，与正气相搏，结于胁下"之"结"是一样的，但属轻微。较大柴胡汤"心下急""心下痞硬"者，则不急，不硬。所以，"胸胁满"属少阳半表半里证无疑；"微结"的病位在胸胁，性质是邪从外来。

以下，"小便不利，渴而不呕，但头汗出，往来寒热，心烦者"这一组症状说明什么？教材讲是少阳病兼水饮内结（确切说此方是小有潜在水湿而非水饮，"结"的落脚点并非水饮），有学者往往用所谓"以方测症"来推理：因方中有干姜（后面还要分析），当有太阴脾虚寒饮，而脾虚寒饮当有大便溏泄等。前文引证的病例五，恰恰是顽固性便秘且食欲蛮好——服柴桂姜汤竟使大便恢复正常。其实结合临床看张仲景此条论述，逻辑上很是严谨。接下来让我们来逐一分析。

4."小便不利，渴而不呕"指两种转归

"小便不利，渴而不呕"这八个字，是讲少阳病逆传太阴与顺传阳明的两种转归。病邪微结在胸胁，可因病人体质的或虚或实而有化寒、化热两种变化趋势。

第一，经误下损伤胸阳，由胸及胁进入少阳病位，随病人体虚而从阴化寒，不但"胸胁满微结"，且少阳三焦水道壅滞，肺寒气逆，上源之水无以通调水道下输膀胱，则见"小便不利"。这是讲化寒的逆传。重要的佐证就是《金匮要略·疟病脉证并治》——附《外台秘要》方，其曰："柴胡桂姜汤：治疟寒多微有热，或但寒不热。"从六经辨证角度，此条强调的是少阳逆传太阴之变。

第二，若误下表邪内陷随病人体实而从阳化热，肺金耗伤而渴，热入阳明则不呕。故"渴而不呕"是讲少阳初传阳明的征候，这种情况可以见大便干。所谓"少阳阳明者，发汗利小便已，胃中燥烦实，大便难是也"，不但没有便溏，反而可以是大便干燥。这是讲化热顺传。重要的证明就是下一条（第148条），明确提出"伤寒五六日，头汗出，微恶寒，手足冷，心下满，口不欲食，大便硬，脉细者，此为阳微结，必有表，复有里也……"

病起于伤寒，且经发汗（复下）而表未解，邪气传里由胸及胁，那么到了胸位首当其冲的就是肺，到了这一步，可以有化热化寒两种变化趋势：化热则肺金耗伤而渴，热入阳明则不呕。故"渴而不呕"是讲太阳初传阳明的征候。若经误下损伤胸阳，肺受寒邪，失于肃降，于是胸满微结，肺主通调水道失司，三焦水道壅滞，则见小便不利。汗后表虚，下后里虚，这个"里"，顺传就是阳明胃肠之里，逆传最直接的就是太阴（因太阴主开）。邪气到了阳明（阳明主阖）便无所复传（如第184条："阳明居中，主土也，万物所归，无所复传"）；而邪气逆传至太阴还会继续发展。明白了这个道理，则不难看出"小便不利，渴而不呕"是讲病传的两种转归。

5."但头汗出，往来寒热"病位

这句比较好理解，三阴脉皆至颈、胸中而还，不上循头，其汗在身；而三阳脉热盛于头。很显然此是热邪循经上于头。再看热型：这个但头汗出伴见的热型既非太阳病翕翕发热，更非阳明的蒸蒸发热，而是典型的"往来寒热"少阳病。

6."心烦者，此为未解也"含义

仲景这里用"……者……也"的判断句式，可见这个"心烦"是表不解所致，乃正气拒邪外出不得，郁而化热之"心烦"。所以这个"未解"，其义有二：一是太阳表证尚未解（如第24条："太阳病初服桂枝汤，反烦不解者……"本条方后注"初服微烦"，乃正邪相争，可证是表不解之烦）；二是少阳病尚未和解（小柴胡证有"心烦"）。

以上是对本条含义的解读。

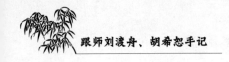

7. 原文小结

本条文字蕴涵丰富，病机变化多端，触角很多，临床极具拓展空间。病虽起于太阳伤寒，其发生时间涉及少阴，发展变化趋势涉及少阳、阳明、太阴，故反映在证候上：①有太阳病的"表未解"；②有少阳病的"胸胁满""往来寒热""心烦"；③有初入阳明化热化燥的"渴而不呕、但头汗出"；④有误下表邪内陷，显露出太阴病逆转的"微结"以及三焦水道壅滞而不畅的"小便不利"。这些都是变动不居的。

总之，本条病机是徘徊于太少两经循行之地而偏重少阳枢机不利。从病的来路上看有表不解，从病的发展趋势看，存在阳明、太阴两种转归。但更多是化热的见端。

（二）方药结构的圆机活法

方药组成：

柴胡半斤　桂枝三两（去皮）　干姜二两　栝楼根四两

黄芩三两　牡蛎二两（熬）　甘草二两（炙）

药量配比关系：

柴胡、黄芩、桂枝，8∶3∶3（为主）；

栝楼根、牡蛎，4∶2（为辅）；

炙甘草、干姜，2∶2（为佐）。

陈修园《长沙方歌括》云："八柴二草蛎干姜，桂芩宜三栝四尝，不呕渴烦头汗出，少阳枢病要精详。"说明基本病机为少阳枢机不利，服此方后外达于太阳而病解。

我认为本方的方药组合当从升降出入角度来分析，这是少阴少阳主枢的特性决定的。

方中药物配伍可分三组：

第一组，柴、芩、桂组合，属于横向的出入之机，乃少阳枢机外达太阳之设也。

三阳证见，治从少阳，用柴胡八两、黄芩三两，针对往来寒热、胸胁满而设，和解少阳为主；桂枝三两兼顾解表，在外通阳气，在内畅三焦、行津液，既助柴、芩少阳主枢外达太阳而解表，同时又下气降冲助膀胱气化以利小便。

第二组，栝楼根、牡蛎组合，属于纵向的升降之机，使其火降水升，是针对"渴而不呕、但头汗出"而设。

用邹澍（《本经疏证》的作者）的表达是"上焦已化而在下者尚未化也"。上焦已化见"渴而不呕"；阳热上越则"但头汗出"；下焦未化则见"小便不利"。故用栝楼根之苦寒，清热生津止渴，配牡蛎咸寒软坚，此药并非直接生津止渴，而是引上亢之阳热下行，潜阳入阴，使阴不受灼而渴止。此乃针对病邪初传阳明化热化燥而设。

方中栝楼根四两、牡蛎二两，两者之比是 2∶1，很显然，用栝楼根清热润燥以和其渴为主，配合牡蛎软坚益阴，且引热下行。

仲景书中用栝楼根配合牡蛎尚有两方：

（1）栝楼牡蛎散，见《金匮要略·百合狐惑阴阳毒病》篇："百合病渴不差者，栝楼牡蛎散主之。"栝楼根苦寒生津止渴，牡蛎咸寒引热下行，使热不上灼。

（2）牡蛎泽泻散，见《伤寒论》第 395 条："大病差后，从腰以下有水气者，牡蛎泽泻散主之。"此属湿热壅滞，膀胱气化失司，腰以下积水为肿，见小便不利。针对热邪取栝楼根行津液润枯燥，配牡蛎引热下行之用。与他药（方组成：牡蛎、泽泻、栝楼根、蜀漆、海藻、商陆根、葶苈子）共济，使邪气从小便而出。

第三组，甘草、干姜组合，相对前两组升降出入的组合，本组从中焦入手，乃斡旋之设。

符合张仲景一贯的"保胃气，存津液"的配伍原则。病从少阳来，误

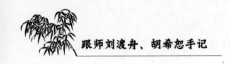

下后里虚，当断其逆传太阴之路。甘草、干姜辛甘合用，温脾阳守中土，复胸阳化津液。既是针对下后里虚的"微结"之治，又是防止逆传太阴之变。故加小量甘草干姜（量是柴胡的1/4）固太阴中土以防其变，且运转中焦，使诸药发挥升降出入之常。

（三）煎服法与方后注析

"上七味，以水一斗 二升，煮取六升，去滓，再煎取三升，温服一升，日三服。初服微烦，复服汗出便愈。"

煎服法云："煮取六升，去滓，再煮取三升。"为什么要"去滓重煮"？徐灵胎说："去滓再煎者，此方乃和解之剂，再煎则药性相合……"《古方选注》曰："去滓再煎，恐刚柔不相济，有碍于和也。"客观上也使药液浓缩，在保证疗效的前提下减轻病人服药痛苦。查《伤寒论》方剂，凡是"去滓重煮"的都有胃脘不适的症状，如"嘿嘿不欲饮食"，或"心下痞满"，柴胡剂如此，泻心汤类亦如此。

方后注云："初服微烦，复服汗出便愈。"因原文有"心烦者，此为未解也"，则"初服微烦"，是说初服此药使少阳枢机外达助桂枝解肌，故烦已见微；"复服"使停留在半表半里之邪转出太阳而解，是为"汗出便愈"。

三、相关问题的探讨

（一）再论"小便不利"

《伤寒论》涉及小便不利（含小便难、小便少）的条文大约有35条，从病机上大致可分九类。

（1）三焦水道壅滞，决渎失职者三条——第96、107、147条，以柴胡汤类方为主。

（2）水停下焦，气化不行者五条——第 40、71、126、127、156 条，以五苓散类方为主。

（3）湿热壅滞，郁而发黄者七条——第 134、199、200、206、231、236、260 条，以茵陈蒿汤类方为主。

（4）阴虚，津液亏乏者七条——第 6、59、111、189、223、242、284 条，以猪苓汤类方为主。

（5）脾不转输，水不下行者二条——第 28、98 条，以桂枝去桂加茯苓白术汤类方为主。

（6）中焦阳虚，水气不化者二条——第 191、195 条，均未出方。个人认为当以甘草干姜汤类方为主。

（7）少阴阳虚，气化不行者四条——第 20、175、307、316 条，以真武汤、甘草附子汤类方为主。

（8）气机郁滞，水不下行者一条——第 318 条，以四逆散方为主。

（9）据小便次数多少或无尿，判断预后者四条——第 192、203、232、251 条，以承气汤类方为主。

通过综合分析，结合本条（第 147 条）的前后语境，可以认为，本条的"小便不利"当属三焦水道壅滞，决渎失职所致。

考《素问·灵兰秘典论》云："三焦者，决渎之官，水道出焉。"病位主要在少阳，已发汗而复下之，胸阳受累，由胸及胁，所谓"血弱气尽，腠理开，邪气因入，与正气相搏，结于胁下"，进而少阳三焦水道不通，上源之水无以下输膀胱而见"小便不利"。其特征是尿意频频而尿量不多，甚则小腹胀满。此种小便不利病位不在肾与膀胱，而是三焦水道壅滞而不畅，压迫膀胱而尿意频作，解之不利。故方中少量干姜佐柴、桂宣上以通下，散"微结"而利小便。但仲景在本条对甘草干姜的适应证显然隐而不彰，目的是突出太阳少阳并病的主证。

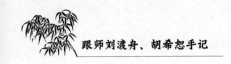

（二）方中甘草、干姜的再探讨

在前面的方剂分析中，可以明显看出柴桂姜汤里有甘草干姜汤的影子。考《伤寒杂病论》中甘草干姜汤共出现有两处。

一是《伤寒论》第29条："伤寒脉浮，自汗出，小便数，心烦，微恶寒，脚挛急，反与桂枝，欲攻其表，此误也。得之便厥，咽中干，烦躁吐逆者，作甘草干姜汤与之，以复其阳；若厥愈足温者，更作芍药甘草汤与之，其脚即伸……"

二是《金匮要略·肺痿肺痈咳嗽上气病脉证治》："肺痿吐涎沫而不咳者，其人不渴，必遗尿，小便数，所以然者，以上虚不能制下故也。此为肺中冷，必眩，多涎唾，甘草干姜汤以温之。"

据此二条，则甘草干姜汤临床多用来治疗尿频、遗尿、小便数。而柴桂姜汤不是小便数，恰恰是"小便不利"。那么方中甘草、干姜如何理解？关键在于君臣佐使的地位以及药物比例与炮制上。

查仲景的甘草干姜汤，炙甘草四两，干姜二两，两药之比是4∶2，很明显，辛甘化阳以甘为主，意在守中土、壮谷气以生津液，内寓"补土生金"之法。

《金匮要略·肺痿肺痈咳嗽上气病脉证治》云："甘草干姜汤以温之。"这个"温之"是温中土之虚恢复阳气以制下，方中补虚的炙甘草倍于温肺的干姜，体现了以"补益"为主，同时干姜炮之，则减其辛散之性，使其守而不走，意在守中，壮谷气以温补肺气。云"上虚不能制下"，这个"上虚"显然是指肺气虚，而"虚则补其母"，通过温补中土，形成甘温补中益气以补肺的格局，温中土补肺气以固下，故用甘草干姜汤辛甘化阳以甘味为主，且干姜用炮，减弱其辛散之性而定位在中，所以治疗"遗尿、小便数"。

第29条的"小便数"等症，既有阳虚不能制水的一面，又有里热逼迫津液下渗的一面，用甘草干姜汤"以复其阳"，同样是温中土以生津液之源，所谓"阳生阴长"；继而用芍药甘草汤酸甘化阴，以濡养筋脉。是为阴阳并举之法。

可见甘草干姜汤（4∶2）是辛甘化阳以甘为主，意在温中土、壮水谷之源，进而达到补益肺气（补土生金）以"制下"的目的。

再看柴胡桂枝干姜汤，其甘草与干姜的比例是2∶2等量，相当于君药柴胡的1/4，栝楼根的1/2，桂枝的2/3，显然处于佐使药地位；那么，这里的干姜，一是辅佐桂枝，温复胸中阳气，辛散开结以达表；一是与等量甘草兼顾中土，主要为防变之设，共同辅佐柴桂调畅三焦，使上焦得通，津液得下，内寓温通水道之法。因汗后表虚而依旧表不解，故解表加桂枝（注意不用麻黄，此为定法），又因下后胸阳受损，肺寒气闭见胸胁满微结，故以少量干姜助桂枝通阳散结，且与方中炙甘草相配（辛甘化阳）而守中。

（三）刘渡舟、胡希恕的见解

1. 刘老从少阳逆传太阴的角度

刘老认为柴胡桂枝干姜汤"治胆热脾寒，气化不利，津液不滋所致腹胀、大便溏泄、小便不利、口渴心烦，或胁痛控背，手指发麻，脉弦而缓，舌淡苔白等症，故用本方和解少阳兼治脾寒。大便溏薄在少阳病中反映出'阴证机转'，而为肝病、胆病由热转寒、由阳入阴的一个转折点"。所言"阴证机转"，即见有太阴病。因少阳为阴阳之枢，临近太阴，少阳之邪过渡到太阴。

2. 胡老从少阳顺传阳明的角度

胡老认为汗后泻下，津液大伤，化热化燥，脾阴不足，不能为胃行津，所以此方有利于治疗大便干；所谓少阳阳明者，"胃中燥烦实，大便难是也"。根据胡老经验，凡久病津血不足，疲乏无力而渴者，概属本方

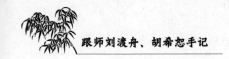

证。此外，胡老临床运用柴胡剂，常常加石膏，认为适用于一切阳热实证，包括一切急性传染性或急性感染性疾患，无论感冒流感，高烧不退、胸胁满，或口鼻如冒火，或头痛如裂，或眩晕者，他如腮腺炎、淋巴腺炎、乳腺炎等，若见口舌干燥者必加石膏（30 ~ 100 克）。余验之临床，确认是其成熟的可重复的经验之一。

总之，本条基本病机是徘徊于太少两经循行之地而偏重少阳枢机不利。从病的来路上有表不解，从病的发展趋势看，更多是化热的见端。方中少量干姜是针对胸胁满微结和预防病传而设，且辅佐柴桂调畅三焦，而不仅仅是简单的脾虚便溏，其升降出入的组方格局是对小柴胡汤方证的拓展延伸，极具临床辨证意义。

从《伤寒杂病论·序》看中医传承问题

——兼谈《伤寒论》六经六气基本框架

一、重视中医学术的传道

早年拜师学医，刘渡舟老师曾经语重心长地对我说："中医是讲究传道的，讲究传道之人。"印象中老师说这话时神情专注，语速缓慢有力量。匆匆近四十年过去了，结合长期的读书与临证，我感到恩师这句话内涵太丰富了！作为一个搞中医的人，你是不是真正具备了"传道"的学术品质？是不是真正的"传道之人"呢？自东汉末年张仲景撰著《伤寒杂病论》至今1800年，被学术界公认其创立了中医治疗学体系。凡是正规中医师没有不学这本书的。然而时至今日，坦率地讲，我们后人对仲景的这部书真正学到并消化了多少呢？那些习惯开大方赚钱的医者，严重浪费药源且不说，仅就临床疗效言，又有多大起色呢？

在《伤寒论临证指要》中，吾师写道："由于《内经》的阴阳六气标本理论的建立，而又有'物生其应，气脉其应'的天人合一原理，所以，就为伤寒学六经气化学说提供了理论上和方法上的根源。由此而论，用气化学说研究《伤寒论》乃是最高层次，应当另眼看待，不得加以非议。"这

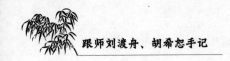
话绝非空泛之论，而是高屋建瓴！

众所周知，我国医师法是在 1999 年 5 月正式颁布实施的。其实早在两千年前的周朝，我国医药学已达到一定规模，甚至在卫生行政方面已出台相应的管理制度，其中对从业人员已经制定出严格的疗效考核标准。如记载周代王室典章制度的文献《周礼·天官》中就明确指出："岁终则稽其医事，以制其食，十全为上，十失一次之，十失二次之，十失三次之，十失四为下。"古代的考核标准非常实在，关键看医生的疗效，根据治病疗效所占比例的不同决定相应的待遇（以制其食）：疗效百分之百者为上工，而疗效仅达到百分之六十者就是下工了。而我们今天公立医院也规定了疗效四级标准：痊愈、显效、好转、无效。客观讲，大部分医生的临床疗效恐怕也就维持在"好转"与"显效"之间这个标准上，真正"治愈"者有几？为什么今天的中医界会出现学历层次普遍提高而临证水平却普遍下降这样一种状况呢？个人浅见，一个重要原因就是未能按照中医自身的文化生态很好地传承。唐朝大医孙思邈（581—682 年）写《备急千金要方》时，只见到少数《伤寒论》残文，查《备急千金要方》卷九，发汗吐下后诸方不过四十几条，孙氏慨然长叹："江南诸师秘仲景要方不传。"至孙思邈晚年著《千金翼方》时，才有幸见到比较完整的《伤寒论》，遂收入《千金翼方》卷九、卷十中，大发感慨道："伤寒热病，自古有之，名贤睿哲，多所防御，至于仲景，特有神功，寻思旨趣，莫测其致……"可见其情愫与慧眼独识。对于这样一部有着非凡价值的医学典籍，我们今天的医者又领悟了多少呢？

实践证明，一部《伤寒杂病论》是值得每一个中医大夫终生必修的经典，它的价值不仅在于实实在在地训练临证看病的本领，还在于实实在在地达到显效乃至治愈的标准，更在于它使医者能够具备一种"攻坚"的学术潜力（对某些疑难病证，如糖尿病、心脑血管病、肿瘤等）。这里，我想从《伤寒杂病论·序》的真实性入手，具体分析涉及中医传承问题的几个方面。

二、《伤寒杂病论·序》的真实性

自序是明志，是回顾，是吐露心声。张仲景序文开篇写道："余每览越人入虢之诊，望齐侯之色，未尝不慨然叹其才秀也。"首先立出为医的标准。继而语气转为深沉、悲愤、苍凉，直指东汉末年疫病流行世风沦丧的社会背景（汉献帝在位期间的战乱及灾变），痛斥那些在恶劣社会风气影响下出现的"曾不留神医药，精究方术"，而是一味地"竞逐荣势，企踵权豪，孜孜汲汲，唯名利是务"的"居世之士"。明确了作者撰写《伤寒杂病论》的动机和目的，"卒然遭邪风之气，婴非常之疾，患及祸至，而方震栗"。作者先考虑到的是发病非常突然、由"邪风之气"所引发流行的疫病。迫使他立论著书的动机是"余宗族素多，向余二百，建安纪年以来，犹未十稔，其死亡者三分有二，伤寒十居其七"。考《三国志·魏书·武帝纪》记载：建安"十三年十二月……公至赤壁与备战，不利。于是大疫，吏士多死者，乃引军还"。如此确凿的史料证明了序中所言疫病的真实性。作者怀着悲痛的心情，面对传染病横行的现实，以"勤求古训，博采众方"的治学方法，重点参考书是"《素问》《九卷》《八十一难》《阴阳大论》《胎胪药录》"，关键是"并平脉辨证"五字，将"平脉辨证"作为贯穿全书的一条主线而一并编入书中。进而达到"上以疗君亲之疾，下以救贫贱之厄，中以保身长全，以养其生"的目的。此外，作者更明确了自己的学术主张："夫天布五行，以运万类，人禀五常，已有五脏，经络府俞，阴阳会通，玄妙幽微，变化难及，自非才高识妙，岂能探其理致哉。"我认为这几句话道出了张仲景学术视野的深邃宽广与自信！强调为医者的修业治学的尺度，同时批评了因循守旧、敷衍搪塞的医疗作风。开篇提出"精究方术"，结尾再次明确"余宿尚方术"。这些都是需要我辈思

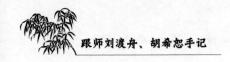

考的问题。

张仲景这篇序文六百余字（不含句读），然笔墨饱满，显示出作者深厚的学养与思维水平。从文章笔调风格、社会政治文化背景、记录的事迹与所列参考书籍均在作者所处年代之前，还有强调"并平脉辨证"与全书辨脉辨证的一致性等，故该篇序文的真实性是可信的。但学界亦有怀疑（或部分怀疑）此序言的真实性。现根据相关文献资料与学者的研究，针对此序中有争议的字、词、句、段，扼要释义分析如下。

（一）"建安纪年以来，犹未十稔"的年代划线

张仲景的序文道出了一个社会动乱、皇权没落而促使疾病流行的大环境。张仲景（150—219 年）生活于东汉末年，此时期为东汉桓帝刘志（147 年）、灵帝刘宏（168 年）、献帝刘协（190 年）三帝在位期间，即147—220 年间，这是东汉近 200 年中最动乱的时期。仲景序中提到"余宗族素多，向余二百，建安纪年（196 年）以来，犹未十稔，其死亡者，三分有二，伤寒十居其七"。这是汉献帝在位期间的战乱及灾变。就确切的时间概念言，"建安纪年"中的"纪年"二字，即"记录元年"之意。有学者说："纪，在古代用算年份时，应是十二年为一纪……建安元年是 196年，以此推算建安纪年是 208 年了。"（见《伤寒真原》，田合禄著）我认为这是误读，"纪年"不含此义。纪年的"纪"同"记"，主要用作"纪念、纪年、纪元、纪传"等，当记录、记载讲。"纪年"即记年代，如我国过去用干支纪年，从汉武帝到清末兼用黄帝的年号纪年。联系此句的语境"建安纪年以来"，显然指的是"纪元"，即"纪年的开始"之义。据《汉语大字典》记载：古代纪年月的单位，有十二年为一纪，如《尚书》"既历三纪，世变风移"；有一千五百二十年为一纪；有一千五百年为一纪；有二十五个月为一纪，如《淮南子》"绝蹊径，饰丧纪"；还有三百天为一纪。此外，"纪"又有世代、年岁之义，如谢灵运所言"弥历年纪"；旧史

书体裁之一，如"秦始皇本纪"。所以仲景序文言"建安纪年以来，犹未十稔"，译成白话就是：从用建安这个年号记录年份以来，还不到十年"（即196—205年间）。

这里补充一点，流行病学专家孙成斋教授对《后汉书》记载东汉年间疫情做了详细的分析统计后指出："就流行病发生的地点以京都为主，其次为江南州郡，16起大的疫病流行中，京都10起，沿江州郡及西部6起。这与史家的资料来源有关，即京都震动大，其他州郡容易被忽略不计。"并说："张仲景所在的南阳，在建安纪年以后发生的疫病流行，汉史资料（注：指《后汉书》）并未记载，由此即可理解范晔记载东汉的疫病资料不可能非常细致……我们不可能苛求古代历史学家给我们提供现代流行病学需要的全部资料，但是我们从可获得的历史资料中可以看出，除去《后汉书》记载的大流行外，两千年前的传染病流行规律与近代仍然相似，即周期性的大流行后，地方性散在发病持续不断，当易感人群积累到一定数量后，又引起新的大流行，并且周而复之，引起朝野震惊，方被史官列入策简，作为'大疫'记录在案。"（见《伤寒论现代医学评述》，孙成斋著）

（二）不避帝讳与"汉有公乘阳庆及仓公"考释

建安二十五年（220年）正月，曹操去世，其子曹丕策划起禅让夺取帝位之事，群臣们引经据典，上表引用图谶，说明天命所归，五德运行，其德运在魏……在此种形势下，汉献帝除了让位，别无选择。同年十月，汉献帝派御史大夫张音持节奉玺绶禅位于魏。所以魏朝开国皇帝是魏文帝曹丕（220年），为三国时代第一位皇帝。田合禄先生认为："仲景在自序中称'汉有公乘阳庆及仓公'。我们知道，一般古书作者序言惯例，均不会在序文中直接标明本人所处的朝代，只说'我朝'或'本朝''同朝'等（至多在序尾或序中说明写书的年代），这说明仲景写成《伤寒卒病论》时不在东汉，而是在魏时。魏建国于220年，即开始写《伤寒卒病论》的

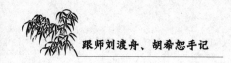

第三年。所以王冰在《黄帝内经素问注》序中称'魏有张公（仲景）'是有考据的。"又说："汉献帝建安十八年（213年）五月曹操自立为魏公。王仲宣在建安十八年冬十一月被任命魏侍中，而魏建国于220年，说明在东汉献帝建安十八年曹操自立魏公后已有魏国建制，当时张仲景和王仲宣可能都在曹魏管辖区，故王冰《黄帝内经素问注·序》中称'魏有张公（仲景）'。正因为如此，张仲景在《伤寒论》序言中并不避'秀'（光武帝刘秀）、'保'（汉顺帝刘保）、'志'（汉桓帝刘志）汉皇帝讳，就不能以此为借口否定《伤寒论》序言为张仲景所写了。"（见《伤寒真原》，田合禄著）所持观点可从。但作者的时间划线有误，认为"仲景是在建安二十二年大疫之后才开始求训采方编写《伤寒卒病论》的"，并由魏建国于220年而推出"即开始写《伤寒卒病论》的第三年"则非，其年限明显有违于史实。显然，这是作者基于对"建安纪年"的误读而推算出的。

据多方考证，张仲景生卒年代约为150～219年，这一点已取得学界共识。建安二十二年（217年）这个时间划线，说仲景撰写《伤寒杂病论》已完成数年则可信，若说刚刚开始写作，如此微言奥义的旷世奇书，作为暮年的张仲景已没有精力担此重负，距离逝世前不到两年的时间开始竹简编撰《伤寒杂病论》，几乎没有这种可能。

处于汉魏"转型期"这段历史的实际情况是：曹操统一北方，成为北方政权的实际领导者，汉室皇帝形如傀儡，空有其名而已。献帝建安十八年五月，曹操自立为魏公。献帝策封曹操为魏公的策文上这样写道："朕以不德，少遭愍凶，越在西土，迁于唐、卫。当此之时，若缀旒然，宗庙乏祀，社稷无位；群凶觊觎，分裂诸夏，率土之民，朕无获焉，即我高祖之命，将坠于地。"这无异于大汉王朝将亡的绝望的悲鸣！

查《后汉书·卷九·孝献帝》中有明确记载：建安"十八年夏五月丙申，曹操自立为魏公，加九锡"；"十九年十一月丁卯，曹操杀皇后伏氏，灭其族及二皇子"；"二十一年夏四月甲午，曹操自进号魏王"。

据此，笔者完全可以推断，以曹操的居心叵测与能量，在汉献帝建安十八年（213年）五月曹操自立为魏公后，实际上已是大权独揽，确立魏国建制。这个时间节点尤其重要！在这样的社会政治背景下，仲景序文称"汉有公乘阳庆及仓公"，不避"秀""保""志"之帝讳，且直接称"汉"，则此序的写作时间当在建安十八年以后（甚至不排除身在曹魏管辖区）。所以，按照一般惯例，当是张仲景已经完成了巨著《伤寒杂病论》的竹简撰写之后，写此序文。唐朝王冰在《黄帝内经素问注·序》中称："周有秦公，汉有淳于公，魏有张公、华公，皆得斯妙道者也。"其言"魏有张公（张仲景）"，同样是从史书记载"建安十八年曹操自立为魏公"这个划线开始立论的。这是符合史实的一个重要佐证。同时，从序文云"建安纪年以来，犹未十稔……感往昔之沦丧"等时间用词，分明是在回忆过去已经发生过多年的事情。由此也证明这是一篇回顾性的序文。古人记述不似今人，完全按照今天的教科书对中古时代的朝代分期来解读历史人物。尤其是汉魏历史的过渡期，人物之间存在着你我彼此交织的复杂关系，不可能截然划分。

此外，有人认为《伤寒杂病论·序》并非张仲景原著所有，而是王叔和在后来的整理编次中最后加上去的。此说同样不能成立。以叔和治学态度之严谨，又是太医令的特殊身份，主观上完全不可能把自己的东西冠以仲景之名。且拿王叔和《脉经·序》两相比较，自然与仲景序文的语言风格、性格气质有很大区别。如果叔和编次不忠于原书，则博学严谨之皇甫氏不会给予王叔和"甚精"之评价。这也是重要的佐证。

（三）"并平脉辨证"与"合十六卷"内涵剖析

张仲景《伤寒杂病论·序》又说："勤求古训，博采众方，撰用《素问》《九卷》《八十一难》《阴阳大论》《胎胪药录》，并《平脉辨证》，为《伤寒杂病论》，合十六卷。"这段话同样极为重要。《九卷》据考证就是

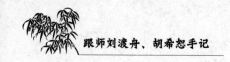

《灵枢经》;《阴阳大论》很有可能与现行《素问》中的"七篇大论"同出一源,是专讲五运六气学说的,在唐以前它是独立于《素问》之外,至唐代王冰始将其归入《素问》中;《胎胪药录》已失传,教材解释疑指有关妇产与小儿疾病方面之古医书名。笔者推测当属秦汉或更早年代的修道之书。可以揣摩,"胎胪"顾名思义当与内功修炼有关,"胎"指胎息,"胪"有运转义。"胎胪药录"就字面的理解,即人在入静修炼状态下,真气运行中体验"药物"功效的一种记录。要知方术之道盛行于汉代,张仲景的自我定位就是——"余宿尚方术",我想这种推测并非空穴来风。有兴趣者,可盥手展阅唐朝至一真人崔希范的《入药镜》而自明。

还有重要的一点,"并平脉辨证""合十六卷",这里仲景加进一个"并"字,一个"合"字,给人们的启迪,一是《平脉辨证》为仲景撰写《伤寒杂病论》十六卷的主要参考资料和主要立论依据,加一"并"字是与前述五种古籍具有同等重要的地位;二是仲景将《平脉辨证》作为贯穿全书的一条主线而一并编入书中。由此可知卷首的《辨脉法》《平脉法》应为仲景当时撰写《伤寒杂病论》时编入,则仲景强调"平脉辨证"之意甚明。所以,"勤求"《素问》《九卷》《难经》《阴阳大论》的"古训";"博采"《胎胪药录》并《平脉辨证》的"众方"。当代研究伤寒的学者也多持此观点,如邓铁涛先生指出:"仲景之学,学有渊源,《伤寒杂病论》著述,是以经方派著作《平脉辨证》作为蓝本,运用医经家的理论,进行研讨,并结合仲景师传及其本人经验,对宝贵的'经方'进行整理,使之有论有方,故书名突出一个'论'字。把理法方药贯串起来,形成辨证论治的体系,为我国临床医学奠定良好的基础。仲景之功甚伟!"(见《〈伤寒论〉叙例辨》,邓铁涛著)。徐汝奇认为:"《脉经·卷第五》'张仲景论脉第一',与《伤寒论·平脉法》开头的一大段完全相同。则'张仲景论脉'提纲,是《伤寒论·序》真实性的一个明证。序中不仅强调'平脉辨证',还批评时医'按寸不及尺,握手不及足;人迎跌阳,三部不参;动数发息,不满五十；短期未知决诊，九候曾无仿佛'，与全书的学术思想完全吻合。仲景倡导平脉辨证，证从阴阳而辨，脉从阴阳而分，一言以蔽之，三阴三阳六经病辨证论治体系唯阴阳而已。其脉法应用的显著特色就是脉分阴阳，脉形辨阴阳，脉位辨阴阳。"（见《悟道张仲景平脉辨证解读》，徐汝奇著）另据医史文献学博士王立子详细考证，认为《辨脉法》一篇，乃张仲景《伤寒论》所原有。在宋代以前医学文献中，有称《平脉法》为王叔和搜采者。然对《平脉法》中的押韵文字，从音韵学角度进行分析研究，发现它具有明显的西汉音韵特点，也就是说，《平脉法》中的韵文成于西汉，张仲景在撰写《伤寒杂病论》时，收录于书。说这段韵文不成于仲景本人创作则可，若说这段韵文未曾收入《伤寒论》则非，因为叔和《脉经》已明确指出这是"张仲景论脉"（见《宋本〈伤寒论〉刊行前〈伤寒论〉文献演变简史》，王立子著）。此说可信可从。

　　另有学者认为，"《隋志》以前没有《伤寒杂病论》之名称"，"《隋志》只有'张仲景方十五卷'，既不是《伤寒杂病论》之名，也不是'十六卷'，此为序名及序文非出于仲景之手"（见《医圣张仲景与经典新考》，吴忠文著）。针对此问，笔者认为当先排除两个不可能：即古人著书不可能没有书名，这是肯定的；其次，仲景本人不可能以"张仲景方十五卷"作为书名。王立子博士经考证后认为："王叔和整理仲景遗著以后，此遗著被人们命以通俗书名——《张仲景方》十五卷，卷数虽较《伤寒杂病论》少一卷，但古人之书，写于竹简，卷数分合，每视字之多寡，故《张仲景方》十五卷，并不影响它是《伤寒杂病论》最早最原始传本的可靠性真实性"（见《宋本〈伤寒论〉刊行前〈伤寒论〉文献演变简史》，王立子著）。此段话的意思是说，作为竹简编撰的《伤寒杂病论》十六卷，于仲景逝世后不久即开始散乱，后经叔和撰次整理而出"张仲景方十五卷"，但实际内容并非少一卷。这样的解释完全合乎情理。

　　至于《伤寒杂病论》的书名，笔者认为，云"张仲景方十五卷"断为

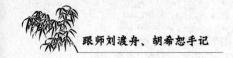

后来者所加，叔和整理仲景原著时不可能是这样的书名！为什么？很简单，是这部书的内容所决定。晋人皇甫谧讲"仲景论广伊尹《汤液》为十数卷"，然作为一部方书的《汤液经》早已亡佚，而《伤寒杂病论》却历久长存流传至今，为什么？一个很重要的原因就是张仲景此书传承并创立了两套辨证体系——三阴三阳六经辨证体系与脏腑经络辨证体系，这是《伤寒杂病论》的灵魂！因而这部书就不仅是一部方书，其真正价值在于它的理论体系，决定了它具有顶级的学术地位。后人以"方"名之，可见其短见浅识！所以这部书的实际内容可以证明，序文曰"为《伤寒杂病论》，合十六卷"当出自仲景本人之手，名副其实。

（四）"天布五行，以运万类，人禀五常，以有五脏"的自然与人文背景

"天布五行，以运万类，人禀五常，以有五脏"，此句道出了张仲景深邃宽广的学术视野与自信！立出为医者修业治学的标准。分析此句张仲景的学术主张，结合东汉的天文、历法、地理、炼丹术及人文发展的历史，这话明显受到当时自然与文化思潮的深刻影响。这里简要解读如下。

"天布五行，以运万类，人禀五常，以有五脏"，即我们生活的宇宙中充满了五行之常气，根据它们生生不息的不停运转而化生万物。人体秉承着宇宙的五行之常气，因此才有五脏正常的功能活动。此与《内经》"人禀天地之气生，四时之法成"颇为吻合。何谓"人禀五常，以有五脏"？这话同样可在《金匮要略·脏腑经络先后病脉证第一》中找到诠释，张仲景说："夫人禀五常，因风气而生长，风气虽能生万物，亦能害万物，如水能浮舟，亦能覆舟。若五脏元真通畅，人即安和，客气邪风，中人多死。"这里既强调了来自宇宙的五行之常气对人体的积极影响，又承认异常气候会给万物（包括人体）带来灾害。但更强调的是"正气存内，邪不可干"，强调五脏真气充实、营卫通畅的内在因素。同样是运用五行生克制化之理

来指导说明人与自然界的关系。

那么，张仲景阐述的这一学术主张如何运用呢？他是从"治未病"角度切入五行与五脏的生克制化的。张仲景说："夫治未病者，见肝之病，知肝传脾，当先实脾。四季脾旺不受邪，即勿补之；中工不晓相传，见肝之病，不解实脾，唯治肝也。"并举例说明五脏与五味的五行生克关系："夫肝之病，补用酸，助用焦苦，益用甘味之药以调之。酸入肝，焦苦入心，甘入脾。脾能伤肾，肾气微弱，则水不行；水不行，则心火气盛，则伤肺；肺被伤，则金气不行；金气不行，则肝气盛；则肝自愈。此治肝补脾之要妙也。肝虚则用此法，实则不在用之。"并曰："余脏准此。"这个理论临床证明是绝对正确的。临床见肝阴虚或肝血虚证，用芍药、五味子、山茱萸、炒枣仁等，则是遵"补用酸"之法；《临证指南医案》曹氏案用炒生地黄、菊花炭，是取"助用焦苦"之义；加炙甘草、淮小麦、大枣，是"益用甘味之药以调之"。所谓"肝虚则用此法"，就是从五行相生方面以养肝"体"（水→生木→生火）；肝实则用清肺（金）抑肝（木），泻肝（木）实脾（土）之法，从五行相克方面以理肝"用"。

这里有必要强调一个重要的方面，联想张仲景在《伤寒论》中创造性地提出"六经病欲解时"，其所依赖的时空背景就是五运六气理论，所以"天布五行，以运万类，人禀五常，以有五脏"本应具有方位的意义，即自然界的东西南北中五方，以干支五行合之，则为东方（甲乙寅卯）属木，南方（丙丁巳午）属火，中央（戊己辰戌丑未）属土，西方（庚辛申酉）属金，北方（壬癸亥子）属水。考《周易参同契》中创立的"月体纳甲图"，即是这一时空模式。同样以阴阳五行为论说基础。

五运，指十天干化合木、火、土、金、水五行的运动，表达来自宇宙天体信息能量场的变化规律；六气指十二地支客主加临厥阴风木、少阴君火、少阳相火、太阴湿土、阳明燥金、太阳寒水的六气属性，表达地球绕太阳公转形成一年二十四节气的六大气候特征；五运六气是天地之气"动

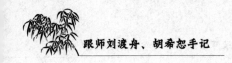

静相召，上下相临，阴阳相错，而变由生"的关系，人产生于天地间，禀赋自然界五运六气的规律，则人体五脏的功能便相应产生。这就是"天人合一"的宇宙生命观，即东方甲乙寅卯木对应肝与胆，南方丙丁巳午火对应心与小肠，中央戊己辰戌丑未土对应脾与胃，西方庚辛申酉金对应肺与大肠，北方壬癸亥子水对应肾与膀胱。它们之间形成五行相生的关系。

联系汉代尤其是东汉末年的社会文化背景，五行学说就是风靡天下认识社会与自然科学的说理工具。上面提到的《周易参同契》，作者魏伯阳（约151—221年）与张仲景属同代人，是东汉末年著名的黄老道家、炼丹理论家，书中写道："河上姹女，灵而最神。得火则飞，不见埃尘。鬼隐龙匿，莫知所存。将欲制之，黄芽为根。""河上姹女"为汞，"黄芽"即黄丹。意思是汞易挥发，若要将其制服成丹，则须用铅丹。

此外，东汉末年，还有一位与魏伯阳同时或稍后的炼丹家狐刚子，本名狐丘，是一位铅汞还丹派的实践家。所著《五金粉图诀》中记载了做"九转铅丹法"。所谓"九转"，是指以铅为主料，经反复制炼九次而成的外丹。他的著述反映了汉代炼丹术成就所达到的高度。铅丹主要成分为四氧化铅，观仲景《伤寒论》柴胡加龙骨牡蛎汤的药物组成，有"铅丹一两半"的记录。且仅此一方含铅丹，乃针对"胸满烦惊"而设。考《神农本草经》："铅丹味辛微寒，生平泽，治咳逆胃反，惊痫癫疾，除热下气。炼化还成九光，久服通神明。"现代医家临床虑其有毒，多以生铁落或常山作为替代品。其实铅丹对顽痰胶着、黏结不化、痰火攻心所致的癫狂有特效，其坠痰降火镇惊之功非一般化痰镇静药可比。推想当是张仲景运用此方的点睛之笔。关键还是使用法度：一是药量控制在 1 ~ 3 克，二是入群药时一定要布包扎好。

在汉代，炼丹术已有相当规模。所谓"炼丹"，最初的含义和内容就是提炼丹砂。东汉时期的炼丹术与道教结合，相得益彰。从此，方士便演变而为道士，炼丹术也大都由道士掌握了。中国医药学的发展和炼丹术是分不开的。历代丹家常兼修医药学，炼丹术的新成就也常被收进方书之中。汉代成书的《神农本草经》明显地受到炼丹术的影响，其中吸收了炼丹家的不少成果。

在人文领域，东汉许慎（？—149年）的《说文解字》，对文字的解释也多采纳了五行学说；三国时期的刘邵（约172—250年）的《人物志》同样以阴阳五行为理论框架，作为说理工具来考察社会与品鉴人物。对此，现代哲学家汤用彤先生讲汉魏论人时写道："人物之本出于情性。情性之理玄面难察。然人禀阴阳以立性，体五行而著形。"说明汉末魏初，阴阳五行学说在众多领域被广泛应用而获得成功。

作为东汉末年的张仲景正是继承了《黄帝内经》的阴阳五行学术体系，并积极吸纳了当时的文化和技术成果，成功演绎出不朽名著《伤寒杂病论》，这已是不争的史实。恰恰相反，此后的魏晋时期由于玄学思辨的冲击，盛行于汉代的阴阳五行学说及道家思想，已显沉寂。这样的时代特征，流行病与传染病专家孙成斋先生是这样评价定位的："从取法于自然社会转向近取诸身，把人体的各部分器官和心理情感、生理功能与五行对应，其典型的表述见《内经》。这种配置绝非主观臆断的产物，它是中医学对人类自身的观察和治疗中得出的并经过验证了的结论。五行与人体的对应是建立在异质事物因结构位置相同而可以互相影响的基础上，按照功能相近和类似的原则，被组合在一个系统的框架内，并按照这个框架结构的运动机制——五行的生克制化进行运动调节，达到人体的动态平衡。因此，《内经》中所具有的直观理性是值得我们肯定的。"（见《伤寒论现代医学评述》，孙成斋著）

（五）"经络府俞，阴阳会通"的普遍规律

后汉时针灸术极为普遍，华佗、张仲景、涪翁、郭玉等均擅长针灸治病。"府俞"，经气聚会之处为"府"，俞即腧穴，脉气灌注之处为"俞"。

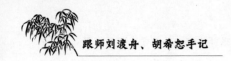

关键是"阴阳会通"，即用针配穴要讲究阴阳脉气的交会贯通。观《伤寒论》中有关针灸的条文，其配穴特点之一就是仲景注重俞募穴的运用。募穴在胸腹部，腹为阴，为脏腑之气聚结于体表的部位，是气血运行的枢纽要穴，同样也是病邪由此出入之所。书中运用最多的是足厥阴肝经期门穴，乃肝募穴。仲景使用募穴多用于实证、热证，针用泻法，说明阳病可针刺腹募穴（腹为阴），调整经气而引邪外出。故《阴阳应象大论》有"善用针者，从阴引阳，从阳引阴"之旨。俞穴在背部，背为阳，为脏腑经气所输注之穴。仲景多用肺俞、肝俞治疗太阳少阳并病，从背俞穴入手，引入里之邪外出，是"从阳引阴"法则的活的运用。

关于"经络府俞，阴阳会通"，在《金匮要略·脏腑经络先后病脉证第一》表达了同样的意思，张仲景说："一者经络受邪，入脏腑，为内所因也……若人能养慎，不令邪风干忤经络，适中经络，未流传脏腑，即医治之。"这话与《金匮要略》开篇"夫人禀五常，因风气而生长……若五脏元真通畅，人即安和"的观点完全一致。所以，张仲景此言与汉末魏初的社会文化思潮特点颇为吻合。这是一层意思。

此外，我们举《伤寒论》第24条："太阳病，初服桂枝汤，反烦不解者，先刺风池，风府，却与桂枝汤则愈"为例，来看仲景对"经络府俞"的具体运用：云"先刺风池、风府"，为何先刺风池？是先截断其内传少阳之路。盖风池乃足少阳胆经穴，功能疏风清热、疏通少阳经气。少阳主枢，先断其内传，有助于转出太阳而病解；风府穴，考《灵枢·岁露篇》："岐伯曰：风府无常，卫气之所应，必开其腠理，气之所舍节，则其府也。"说明卫气运行到风府后，使腠理开发，因而邪气亦得以乘虚侵入而发病。邪气所侵入之处，就是发病的所在。即经文所谓"气之所舍节，则其府也"。考风府穴位于脑后之督脉，与风池穴相平而居中。联系此条桂枝汤，风邪伤人多伤腠理，内应三焦，外合卫气，故风病经输不利者此穴必取之。必须承认，仲景"先刺风池、风府"的义蕴，如上所述，一是来自于"使经不传"的思路，开风府故先阖风池；二是来自于《灵枢经》的此段经文。可见仲景是深通"经络府俞"的！这是第二层意思。

作为中医的传承，我认为"经络府俞，阴阳会通"还有一层意思，那就是强调"顺天时调气血"的"天人合一"思想。传统子午流注针法，其基本配穴运动形式有两种：一是纳甲法（纳天干法），强调五日一周（六十个时辰）十日再周的时间性，五输穴按照五行相生顺序排列，达到时与时相生、经与经相生、穴与穴相生；二是纳子法（纳地支法），由于五行的相生，产生了生我（母）、我生（子）的母子关系，亦即母子配穴，从而确立了"虚则补其母，实则泻其子"的治疗原则（详见笔者整理的《单玉堂子午流注与灵龟八法讲稿》）。所以古老的子午流注针法，按时取穴，疗效迅速，讲究的就是"分阴分阳，迭用柔刚"。其完整的配穴体系，同样反映出"经络府俞，阴阳会通"，其周而复始、如环无端的规律是难以穷尽的。

（六）"精究方术""余宿尚方术"的社会背景

仲景在序文中首尾两次提及"怪当今居世之士，曾不留神医药，精究方术"，"余宿尚方术，请事斯语"。可见，张仲景给自己的定位是——方术之士。针对此问题，笔者想引用孙成斋教授在详细分析相关文献史料后，对当时的社会背景所做的论述，这里摘要一二。

在西汉、东汉直至三国共计470年的历史时期内，所有刘姓皇帝都信奉道教。作为一代枭雄的曹操系汉末重臣，亦未能摆脱。据《三国志》《后汉书》和晋朝张华撰的《博物志》记载，当时被曹操召至魏国的有十多位方士（具体姓名都有记载）。而道教与丹术是紧密联系在一起的。确切地讲，道教正式形成是在东汉顺帝（126年）以后，它是当时社会上"黄老之学"、神仙方术、鬼神迷信盛行的自然结果。盛行于东部的"太平道"和西南方的"五斗米道"，是其时主要的两大宗教团体，是在东汉

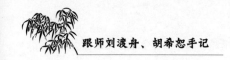
末年发展起来的一种原始宗教，因信教者每人要出五斗米作活动经费，故名。老子"无为而治"的道家思想，从西汉前期的治国理论，完全蜕变为宗教，举国上下笃信不疑。这就是东汉末年的社会政治生活现实。作为贵为魏王、权倾天下的曹操，对"黄老道"也是深信不疑的。他有权代汉室镇压黄巾起义（以道教活动形成并发展壮大），以太平道相号召，作为道教系统的太平道吸收了五行学说作为其理论基础，并将之与反汉斗争任务相结合。黄帝、土德、中央，在五帝、五行、五方中为至尊，而按五德循环，汉火德之后应是土德，故太平道信奉"中黄太乙"，并在其口号中表达了"黄天当立"土德将王的思想。亦同样将道教的炼丹术、房中术、养生术为自己的健康长寿服务。（见《伤寒论现代医学评述》，孙成斋著）

汉末魏初，社会动荡不安，出现了许多方术之士，或潜伏民间，或隐居山林，从事服饵炼丹、导引行气、守一思神等道术修炼，追求长生不老；或奔走权阀望族之门，诈称数百岁人，以道术牵动听闻，诱人信从，这些人也称道士（或称"移动道士"）。他们着重于个人修炼，不崇尚斋祀之类的群众性宗教活动，道术和经方秘诀以师徒相承传授，能登大雅之堂，无论是文化素质、传授方式，均有别于广布于民间的道教。但汉魏的史书仍把这两种不同形式活动的道教，统称为"道"。（出处同上）

"医道同源"，这是中医从产生到形成系统理论以来不争的事实。从事道教活动的人又可以为医，如东吴一带的"太平道"于吉，"往来吴会，立精舍，烧香，读道书，制作符水以治病，吴会人多事之"（《三国志·孙策传》）。这就是张仲景所处时代的社会文化背景。何谓"方术"？方术起于远古，成于两汉，包括预测术、长生术和杂术。

预测术主要包括占卜术和星象术，如商代甲骨卜，周代以数理为依据的筮占法，还有用卦爻八卦组成的占验；星象术包括星命术、相人术和相地术。这些内容大致可纳入《汉书·艺文志》中的"术数"一类。

长生术主要有外丹术、内丹术、气功养生、服食、辟谷、房中术等，始于战国秦汉而盛于南北朝隋唐。这是一种广义的延长寿命的方术，包括医术、养生术、神仙术。

至于杂术，则内容庞杂，远古的巫术及后世道教的法术，且多与鬼神有关。

由此看来，张仲景所说的"方术"，当主要包括医药养生为主体的预测术和长生术的知识体系。

（七）骈散结合的文体风格

考证《伤寒论·序》的语言形式，具有鲜明的东汉末年（魏）的文学特征。近读冯世纶教授主编的《解读伊尹汤液经》一书，获益匪浅。其中记载民国年间杨绍伊前辈对张仲景序的评论，笔调别致，恭录一段在此："仲景序中'撰用《素问》《九卷》《八十一难》《阴阳大论》《胎胪药录》并《平脉辨证》'五句，与'若能寻余所集，思过半矣'，至'夫欲视死别生，实为难矣'一节，悉出自撰次。知者以此篇序文，读其前半，韵虽不高而清，调虽不古而雅，非骈非散，的是建安。'天布五行'与'省疾问病'二段，节律声响，均属晋音。试以《伤寒例》中辞句，滴血验之，即知其是一家骨肉。"杨老前辈的意思是，此序文一半出自仲景（"的是建安"），一半出自王叔和（"均属晋音"）。

为了准确定位序文的历史背景，不妨回顾一下建安年间的文学特色。曹氏建立帝基以后，父子三人（曹操、曹丕、曹植）均以斐然的文采写骈俪之文章，沈约《谢灵运传论》说："自汉至魏四百余年，辞人才子，文体三变。相如巧为形似之言，班固长于情理之说，子建、仲宣以气质为体，并标能擅美，独映当时，是以一世之士，各相慕习。""建安七子"之一的王仲宣（据记载张仲景为其诊病）即是其中著名的人物，因此那时候骈文便风行一时了。前辈学者蒋伯潜等在《骈文与散文》中指出："汉代的文章可分作两个时期——西汉与东汉的文章是不同的。概括说来，西汉的文章

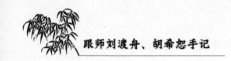

来得浑朴自然，散文的调子较多于骈文。经过西汉（公元前206—公元25年）一个长时期的酝酿，骈文已慢慢地成熟起来，所以东汉文章的作风便来得整齐华瞻，而骈文的基础由此得以奠立。如班固的《汉书》有趋向骈俪的倾向，和《史记》的散文恰成两大势力的对峙，而隐隐之中成为后世骈文的鼻祖。"由此可见，从东汉的散文化的骈文，一变而为纯粹的骈文，魏代实为转变期间的一大关键。

汉末（魏）与晋代文笔的区别，《文心雕龙·时序》说得详细："逮晋宣始基，景文克构，并迹沉儒雅而务深方术。至武帝惟新，承平受命，而胶序篇章，弗简皇虑。降及怀愍，缀旒（注：古代皇帝礼帽前后的玉串）而已。然晋虽不文，人才实盛，茂先摇笔而散珠，太冲动墨而横锦……"可见那时的文章风格讲究纤巧妍丽，倾向于文句的修饰，努力在技巧上用功夫。

观张仲景序文的语言形式，亦讲究音律的对比和排偶句式，使骈散融为一体，但骨气奇高，直抒怀抱，讥弹时人，文笔锋利，从而达到审美与说理具盛的文质并茂的境地。同时也表现出仲景自视甚高的个性。《伤寒论》序文其语言表达则符合汉魏时期骈散结合的特点，如随处可见的四四句、六六句、四四四四句、六六四四句等，句式整齐规范，内容骈偶对仗，文字平仄和谐。如四四句："竞逐荣势，企踵权豪""崇饰其末，忽弃其本""勤求古训，博采众方"；六六句："感往昔之沦丧，伤横夭之莫救"；四四四四句："降志屈节，钦望巫祝，告穷归天，束手受败""驰竞浮华，不固根本，忘躯徇物，危若冰谷""天布五行，以运万类，人禀五常，以有五脏""经络府俞，阴阳会通，玄冥幽微，变化难极"；六六四四句："赍百年之寿命，持至贵之重器，委付凡医，恣其所措""短期未知决诊，九候曾无仿佛，明堂阙庭，尽不见察"；等等。如此句式，以文格论仍为散文的叙述笔调，但依句法的组织说来，它每一个意思的完成必须凑成两句或四句……全然为了使文句排偶对称的缘故。此种文句构造亦可证明，张仲景的这篇序文是在撰写完《伤寒杂病论》之后而作，明显留下汉魏时期骈散结合的印记。而《伤寒论》正文的语言，更具质朴厚重、古韵苍苍的雄浑之美！确实包括张仲景"勤求""博采"前人遗训之内容，然以"论辨"一线贯穿，则仍带有东汉清议的风气，书名为"论"，诸篇名之首皆冠以"辨"，将"论"六经六气理法方药与"辨"三阴三阳病脉证紧密结合，并时时设有"问答"，述义繁简互证，言理对比发明，宾主假借彼此呼应，于散文体中时时换韵，散韵相间，加之运用直叙、夹叙、倒叙、借代、举隅、自注等修辞手法，行文如云龙出没又一贯首尾。

　　由此可见，《伤寒论》从内容到语言的构成，非出自仲景一人之手可知。包括三阴三阳六经，传承于《素问》；《伤寒论》中的部分方剂出自《汤液经》，乃自远古而来。正如宋儒高保衡、孙奇、林亿所谓："是仲景本伊尹之法，伊尹本神农之经，得不谓祖述大圣人之意乎？"笔者认同这样的观点，即张仲景医学渊源于"医经家"与"经方家"，《伤寒论》以经方家之著作《胎胪药录》并《平脉辨证》（包括《汤液经》）为主要资料，继承的是"方"；但以《素问》《九卷》《阴阳大论》医经之理论为指导编撰而成，强调的是"论"。恰如元代吴澄《活人书辩·序》所说："汉末张仲景，著《伤寒论》，予尝叹东汉之文气，无复能如西都，独医家此书，渊奥典雅，焕然三代之文。心一怪之，及观仲景于序，卑弱殊甚，然后知序乃仲景自序，而《伤寒论》即古《汤液论》，盖上世遗书，仲景特编纂云尔。"吴氏从文章风格的变化，推出《伤寒论》本源于上世遗书"即古《汤液论》"。此乃深悟有得之言，诚可信也！但应加上一句，《伤寒论》并非仅仅是一部传承《汤液经》的方书，它的真正价值是仲景加进了"三阴三阳六经辨证体系"这个灵魂！也许这就是为什么《汤液经》早已亡佚，而《伤寒论》却能流传下来的一个重要原因吧。

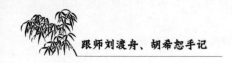

（八）重视五运六气的研究

综上，对《伤寒杂病论·序》的释义与分析可知，仲景先师为我辈明确了为医者必须具备的知识结构：穷极医源，熟读经典，结合五运六气与时空方位，了解天文、历法、物候、气象的基本知识，以及药物生长的土壤气候环境，深悟天地人三者之间的生克制化关系，同时旁涉《论语》《易经》《道德经》，加强人文道德修养与"开悟"等，这些都是中医"道"的传承需要具备的条件。

诚然，要做一名好医生，光靠"刻苦学习"是不够的，医术需要境界的提升，悟性是不可少的。张仲景的这部书，穷毕生精力研读的人不少，自宋朝以降，历代各类研究《伤寒论》的著作竟达到 1700 余部。近现代各类研究《伤寒论》的论文也有数千篇之多（见《伤寒论研究大辞典》，傅延龄主编）。这在世界医学史上都是一大奇观。然按照张仲景《伤寒杂病论·序》中的标准衡量，有多少注家可以达标？真正能够起到传承作用并有效指导临床的注本又有多少？张仲景在序文中明确指出"天布五行，以运万类，人禀五常，以有五脏"，指出"经络府俞，阴阳会通"，如此深邃的学术见解，后世医家又是如何"悟道"的呢？金代成无己的《注解伤寒论》首开其端，是最具代表性也是最为权威的"尊经派"注本，除了冠于卷首的《运气图解》外，其注解中较少涉及五运六气；又如清朝柯韵伯的《伤寒来苏集》，尽管思辨不俗，于伤寒理法多有发挥，然完全抛开"经络府俞"这个人体的客观存在，更不谈"五运六气"这一祖宗发现的自然规律，因而使他的"辨证"水准在境界上不是很高。

由于这些伤寒大家对五运六气缺少一种高屋建瓴的学术视野，更无修炼之体验，不外是皓首穷经的"书本功夫"，所以最终难有突破性建树。30多年后的今天重温经典，我有一种强烈的感觉：张仲景的这部《伤寒杂病论》只给出了结果，至于他的整个推理过程、论证过程基本上是隐而不彰的，个别自注条文也如神龙出没，见首而不见尾。孔子曰："工欲善其事，必先利其器。"（《论语·卫灵公》）联系先秦、两汉至今我们能够见到的文献考证，我甚至可以肯定地判断：仲景写这部书时，其背后必有一个强大的理论框架作支撑，而这个强大的理论就是——五运六气。

五运六气是严谨到位地阐发剖析《伤寒论》的一把利器。可以说，后世大部分注家对《伤寒论》三阴三阳理论框架这样那样的阐述基本上是宫墙外望，远没有五运六气这个分量——他们永远看不透《伤寒论》的所以然！

还有一个重要的证明就是，《伤寒论》中涉及时间概念的条文占有相当比重（本人统计约99条），且大部分直接涉及疾病预测。如果没有古代象数理论、运气理论的指导简直是不可想象的。

三、《伤寒论》六经六气的基本框架

五运六气学说，堪称是中医理论的一颗明珠，不幸长期蒙尘而掩质埋光。其文化渊源最早可追溯到周代，如《周礼·医师》云"察天之五运并时六气"，这是有文献可考的最早记载。到了唐代，著名医学家王冰（号启玄子）受得先师张公《黄帝内经》秘本，遂耽思精研，历十二年注《黄帝内经素问》，并将运气七篇大论补入其中而免于亡失。

运气学说因其深奥难懂，推演复杂，长期遭到学术界的冷落，甚至被视为"玄学"（极不恰当）置而不谈。这种状况的形成有历史和现实的多种原因。当然，亦有少数学者知难而进，数十年如一日探微索奥，终因不得其法而陷入困顿，结果是胶柱鼓瑟，远离临床。嗟乎！去圣愈远，此道渐坠。

在这里，笔者愿占用一些篇幅，结合《伤寒论》六经辨证，试着谈谈六经名篇顺序的天文历法依据和六经六气标本中见问题。这是个学术难

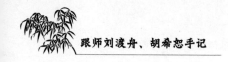

点，但又无法回避。笔者尽可能地梳理出一个大致轮廓，并本着探讨的态度提出看法，纰缪之处，还望高明者斧正。

（一）六经名篇次序的天文历法依据

大家知道，地球绕太阳公转形成了一年二十四节气。"六气"就是将二十四节气按照气候特征划分为六大类（或者说是六大动态时空区块），是中医特有的一种认识自然界的方式，即"天之六气"。具体是：厥阴风木之气（从大寒到惊蛰）、少阴君火之气（从春分到立夏）、少阳相火之气（从小满到小暑）、太阴湿土之气（从大暑到白露）、阳明燥金之气（从秋分到立冬）和太阳寒水之气（从小雪到小寒）。此时序乃自然气候之常，"人以天地之气生，四时之法成"，因此正常的"六气"在人则为生理之常。

学过运气学的人晓得，五运六气有主运、主气。主运即十天干化生的木、火、土、金、水五运，分太过与不及；每年的主运一经确立，则相应的司天、在泉即可确立；而每年的主气是恒定不变的，变化的是客气，客气的产生及其变化来自于司天、在泉的运动。这里将一系列技术性的推导公式从略（详见笔者整理的《单玉堂子午流注与灵龟八法讲稿》），我们只说结果。这个结果就是客气的三阴三阳，其顺序是：厥阴（一阴）→少阴（二阴）→太阴（三阴）→少阳（一阳）→阳明（二阳）→太阳（三阳），亦即"阴经的一二三加上阳经的一二三"这样一个常规循环运动。

正如《素问·六微旨大论》深刻阐述的那样："帝曰：愿闻天道六六之节，盛衰何也？岐伯曰：上下有位，左右有纪。故少阳之右，阳明治之；阳明之右，太阳治之；太阳之右，厥阴治之；厥阴之右，少阴治之；少阴之右，太阴治之；太阴之右，少阳治之。此所谓气之标，盖面南而待也。故曰，因天之序，盛衰之时，移光定位，正立而待之，此之谓也。"这里论述的"天之序"，即少阳→阳明→太阳→厥阴→少阴→太阴（同样是阳经一二三加上阴经一二三之序）。移光定位正立而待之，是古人测天以定节气的方法，后来逐步改进成一种叫"圭表"的天文仪器，据此观察日影投射在圭面的长度，来测知时令节气。

张仲景《伤寒论》的三阴三阳是论"病脉证并治"的，也就是探讨病理之变的，故从排序上恰与自然之常、人体生理之常相反：首开太阳病篇详论太阳寒水之变，即太阳→阳明→少阳→太阴→少阴→厥阴，终以厥阴病篇厥阴风木之变煞尾。即阳经的三二一加上阴经的三二一。

这就是张仲景确立三阳三阴病脉证并治框架所遵循的理论依据——五运六气学说，深刻揭示了百病之法。

《素问·气交变大论》曰："善言天者，必应于人。"张仲景恰恰是运用包括《阴阳大论》在内的"古训"，确切说是深谙气化理论结构的精髓，进而成功演绎出不朽名著《伤寒论》的典范！

任何一种文化的产生都离不开他的历史背景。尤其是中医学，文化渊源极深，甚至直接可追溯到文字未产生之前的远古河图洛书时代。《灵枢·九宫八风》即是明证。古代天文学是中国文化的重要源头，历法则是它的落脚点，即所谓"观象授时"。观《素问》运气七篇大论（实事求是讲笔者学习还很不够，感觉目不暇接），我们不得不惊叹古人的智慧。如果没有运气学说这个晓"天之纪"，明"地之理"，集天文、历法、物候、气象，乃至人体灾变、处方原则、治病法度等之大成的理论支撑，《伤寒杂病论》欲以"大将建旗鼓"的地位历千年指导临证而不衰，是决然不可想象的。正所谓"反也者，道之动也。弱也者，道之用也"。（见《老子·第四十一章》）

（二）六经六气标本中见的理论高度

上文引用的是《素问·六微旨大论》的上半段经文，这里引用其下半段，云："少阳之上，火气治之，中见厥阴；阳明之上，燥气治之，中见太

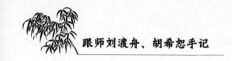

阴；太阳之上，寒气治之，中见少阴；厥阴之上，风气治之，中见少阳；少阴之上，热气治之，中见太阳；太阴之上，湿气治之，中见阳明；所谓本也。本之下，中之见也；见之下，气之标也；标本不同，气应异象。"这两段经文密切连接而文气贯通。上段话是"善言天者"的"移光定位"而讲六气之序，此段话就是"必应于人"了。

此话正面提出三个基本概念——本气、中气、标气。

"本气"是指三阴三阳各自的本性，即少阳火、阳明燥、太阳寒、厥阴风、少阴热、太阴湿这六种基本属性；"中气"即中见之气，是本气发生转化的载体、媒介；"标气"是三阴三阳表现于外的功能活动。就是说本气不是一成不变的，它需要借助中见之气这个载体来转化，转化的结果就是三阴三阳之标气。换言之，三阳三阴标气的产生是本气通过中见之气作用后的产物。

中医属于自然哲学门类，其理论特征具有思辨性。如果我们能从"标本中"的视角来认识《伤寒论》的三阴三阳六经，会有一种豁然贯通之感，甚至可以认为这是张仲景伤寒理论的一大玄机！是解开仲景医学理论框架之谜的一把钥匙。

有了标本中的概念，如何运用呢？《素问·至真要大论》讲了运用的问题："帝曰：六气标本，所从不同，奈何？岐伯曰：气有从本者，有从标者，有不从标本者也。……少阳太阴从本，少阴太阳从本从标，阳明厥阴不从标本，从乎中也。"这个"从"，是从属，可以理解为作用趋向。少阳本气为火，火属阳；太阴本气为湿，湿属阴；标本同气，故从本。少阴本气为热，热属阳；太阳本气为寒，寒属阴；标本异气，故或从本或从标。阳明两阳合明又本气为燥，燥亦属阳，必赖湿以济之，方不至太过，故从中；厥阴阴尽阳生本气为风，风亦属阳，"风从火化"故从中。因为这个"火"属阴尽阳生之少火，厥阴必赖一阳之初生方可转危为安，故从中见少阳之火化。按照这个格局（或者说运用法则），我们来看《伤寒论》的六经。

太阳本气为寒，本寒而标阳，中见少阴之热。这就是说太阳的本寒正是通过少阴热气的蒸发而产生太阳之标热的。换言之，联系脏腑经络，足少阴肾与足太阳膀胱相表里，少阴肾阳温化太阳膀胱之水，外达于体表、布于周身以固表，叫作外出于太阳而主表。表明太阳与少阴的阴阳表里关系，是通过"中气"的气化作用而形成的。清人唐容川列举第 28 条桂枝去桂加茯苓白术汤与第 71 条五苓散做对比，说明太阳寒水与少阴的气化关系，其云："五苓散重桂枝以发汗，发汗即所以利水也；此方（桂枝去桂加茯苓白术汤）重苓术以利水，利水即所以发汗也。实知水能化气，气能行水之故。"由此看来，临床辨证要建立这样的思维：太阳与少阴当表里相和，表不和则里不和；反之，里不和同样可导致表不和。从这个标本中见角度来对比第 28 条与 71 条，则思过半矣。

阳明本气为燥，中见太阴湿气。阳明乃多气多血之经，两阳合明而主燥，必赖阴以制之，故阳明不从标本，而从中见湿气之化。论中阳明经热和阳明腑实证，恰是阳明本气燥热亢盛的表现；而中见湿气之化，如第 187 条："伤寒，脉浮而缓，手足自温者，是为系在太阴。太阴者，当发身黄，若小便自利者，不能发黄，至七八日，大便硬者，为阳明病也。"这是典型的燥湿转化的病理表现，热蒸湿郁，小便不利，易发身黄；八日阳明主气而燥热转盛，又变为阳明病。观此，仲景将标本中见之理活化于辨脉证的演示实在令人拍案叫绝！

少阳本气为火，中见厥阴风木。因少阳本火而标阳，标本同气，故从本。如第 263 条"少阳之为病，口苦、咽干、目眩也"，讲的就是少阳本火为病。此外，少阳者，小阳也。一阳初始而稚嫩，则借助中见厥阴风气，所谓"风从火化"。手少阳三焦、足少阳胆，均为相火游行之地，少阳中见厥阴，厥阴风木作用于少阳相火，则风火之气通行于表里间，而形成少阳标气，以行其枢转之能。

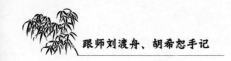

太阴本气为湿，标本同气，故从本，中见阳明燥化。《伤寒论》第273条云："太阴之为病，腹满而吐，食不下，自利益甚，时腹自痛。若下之，必胸下结硬。"太阴从本，为病即从寒湿之变。脾主腹而主运化，湿困脾阳，则见腹满、下利、腹痛等；太阴脾与阳明胃互为中见，太阴寒湿太过的另一面，必是阳明燥化不及，胃阳被寒湿浸渍必胃气上逆而吐、食不下等。仲景言"腹满而吐"，一个"而"字表明，先有脾之寒湿，而后有胃阳受损。故仲景下文直言："自利不渴者，属太阴，以其脏有寒故也，当温之，宜服四逆辈。"太阴的反面是阳明，这层意蕴当体会。

少阴本气为热，因标本之气不同，故或从本，或从标，中见太阳寒水之化。既然有从本从标之异，则少阴为病必有寒化、热化的不同，理出必然。如第281条："少阴之为病，脉微细，但欲寐也。"此属典型之少阴心肾虚衰证候。第300条："少阴病，脉微细沉，但欲卧，汗出不烦，自欲吐。至五六日，自利，复烦躁不得卧寐者，死。"此属少阴阴盛阳脱之危重病。少阴热化之最典型者，当属黄连阿胶汤证。第303条："少阴病，得之二三日以上，心中烦，不得卧，黄连阿胶汤主之。"此即表明少阴本气太过，肾水亏虚，心火无制而上扰。此外，尚有少阴本气不及，中见太阳寒水之化者，如第316条之真武汤证："少阴病，二三日不已，至四五日，腹痛，小便不利，四肢沉重疼痛，自下利者，此为有水气……"又当温阳利水。

厥阴本气为风，中见少阳火气。因风从火化，故厥阴不从标本而从中见之气。厥阴者两阴交尽也，阴尽则阳生，从阴转阳，故中见少阳之化是其必然。第326条："厥阴之为病，消渴，气上撞心，心中疼热，饥而不欲食，食则吐蛔，下之，利不止。"为什么厥阴病表现为寒热错杂、厥热胜复？关键就是病至厥阴，阴尽则阳生。但这个阳，是一阳之初生，亦即少阳。所以此厥阴病证，若结合看少阳相火为病之"口苦咽干目眩"，则二者如出一辙。均系厥阴少阳风火交煽病证。观第379条："呕而发热者，小柴胡汤主之。"仲景把本条少阳病置于厥阴篇论述，则厥阴与少阳、从阴出阳之意甚明。

这样理解《伤寒论》，是不是渐入佳境，悟出一点"天布五行，以运万类，人禀五常，以有五脏，经络府俞，阴阳会通"的感觉了？

（三）五运六气对历代医家建树的重要影响

纵观中医学术源流，凡是有重要建树的医家大多通晓五运六气。换言之，中医重要学术成果和医学流派的产生，基本上都是在疫病大流行的特定社会背景下，有作为的医家自觉运用五运六气理论于临证，从而推动了中医学术的发展。正如顾植山先生高度概括的那样："张仲景的《伤寒杂病论》是针对当时的疫病，根据当时的时代来看，正处于中国历史上的一个小冰河期，是史料记载中温度最低的时期，所以那个时候就特别重视寒邪的影响。"后世如金元四大家，顾老分析说："刘河间时期的大司天运气是燥火，后期以火为主。到张元素时已由少阴君火转向太阳寒水，张元素已经看到了过分强调火热的偏颇，所以他就重视扶阳……刘河间所处的时期，阳明燥金司天，少阴君火在泉，后期更以火为主，所以他特别强调这个火。李东垣所处的时期以寒湿为主，后期壬辰大疫更处于太阴湿土主令，又碰上了'甲己刚柔失守'所化的土疫，那么他扶土的理论就出来了。到朱丹溪的时候，朱丹溪中年才学医，到了晚年的时候大司天恰恰就是阳明燥金，这就造成了他滋阴思想的产生。"（见《疫病钩沉》，顾植山著）这说明古代医家所处不同的运气环境，导致不同的疾病特点，从而决定了各自不同的学术思想。

历代医家对五运六气的建树从相关著作上也能反映出来，如宋代刘温舒的《素问运气论奥》，对运气阐发入微，是步入运气理论的阶梯之作；金代成无己的《注解伤寒论》，开篇即作运气图解阐述五运六气主病，六经上下加临补泻病证之图等，只可惜虎头蛇尾，其注解未能贯穿始终；金

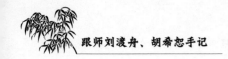

代刘完素的《素问玄机原病式》，运用五运六气研究《至真要大论》病机十九条，从而开创出病机学说的全新格局，对后世临证影响深远；明代汪机的《运气易览》、张景岳的《类经图翼》、李梴的《医学入门》等，都各有侧重地系统阐发了运气学说；清代医家、浙江钱塘人张志聪力倡六经气化说，所著《伤寒论集注》发挥标本中气理论可谓独树一帜；乃至黄元御、陈修园、唐容川等均奉其说。现当代名家任应秋、方药中、顾植山、杨力等同样力倡此说。吾师刘渡舟教授同样力倡此说，认为"气化学说乃是伤寒学的最高理论"，他在《伤寒论临证指要》中明确指出："气化学说，如树之有本，水之有源，肇始于《内经》'七篇大论'而以《阴阳大论》为嚆矢。张仲景把经络与气化有机地进行了结合，他在《伤寒例》中一字不漏地引用了《阴阳大论》。不但发扬了气化学说，而且保存了旧论（《阴阳大论》）免于亡失，这是一个伟大收获。"所以，对运气学说的深入研究，大大有助于提升三阴三阳六经辨证理论的格局和境界。

《伤寒论》这部著作高就高在可俗可雅、可浅可深。换言之，你是什么水平就能悟到什么程度。历代研究者尽管仁智互见、莫衷一是，也只能反映出研究者个人的学识水平，这与《伤寒论》本身没有多大关系。"欲穷千里目，更上一层楼"，破解《伤寒论》三阴三阳理论框架之谜，若能真正落实到"天布五行，以运万类"，"经络府俞，阴阳会通"这个起点上，才不致宫墙外望，才能逐步厘清《伤寒论》的本来面目。知常达变，由变再恢复其常，有着一套由概念体系构成的系统理论，并由此派生出一整套技术性推导形式"以演其所知"。

如果真如某些医家所认为，《伤寒杂病论》属于"经验总结"层面的辨证论治，就不可能产生这样一部历千年不衰、逻辑缜密而又极具临床可重复性的杰作。显而易见，后世的"名医验案""老中医经验总结"之类多如牛毛，怎可与《伤寒杂病论》同日而语？怕是连"羽翼伤寒"的标准都很难达到。这同样是不争的事实。晋人皇甫谧讲"仲景论广伊尹《汤液》为十数卷"，此语道出《伤寒论》中的部分方剂与《汤液经法》具有传承关系，然《汤液经》早已亡佚，尽管渊源甚古却未能流传，未能像《伤寒论》那样对后世产生巨大的影响，为什么？如前所述，张仲景成功创立了三阴三阳六经辨证理论体系，不能不说是其主要原因，这正是《伤寒论》的灵魂所在！因而决定了它具有顶级的学术价值与历久长存的生命力。这就需要我辈站在一定的理论高度上认真钻研这部伟大的著作，进而自觉地把握疾病的本质和规律性。

那么，张仲景《伤寒论》的玄机何在？为什么要隐而不彰？

这个问题自然回到本文开头引用刘渡舟老师的那句话："中医是讲究传道的，讲究传道之人。"

作为一个搞中医的人，你是不是具备了"传道"的学术品质？是不是真正的"传道之人"？如果是，你一定会探索出这部经典医著文字背后的东西，真正搞清楚这部书结构体系的来龙去脉，真正"要跟张仲景说上话"（刘渡舟老师语），真正有一个境界上的升华，达到"忽如一夜春风来，千树万树梨花开"的顿悟。诚如张仲景序中所言："自非才高识妙，岂能探其理致哉！"这个标准是很高的。遗憾的是，当今某些"师者"，临证仅仅局限于"对号入座"式的肤浅层面的"辨证"，处方动辄数十味药，貌似"大而全"，且片面追求所谓"养生"，迎合病家所好而盲目大开补药，将我璀璨之中华医药置于可有可无之境地，实在是对仲景治病活人之术的一种亵渎。

四、试谈"方证对应"问题

这里，我想简要谈一谈时下"方证对应"的问题。我们知道，《伤寒论》的早期古传本——《脉经》《金匮玉函经》的编排体例为"前论后方"，至唐朝孙思邈整理《伤寒论》时做了大的改动，其曰："今以方证同

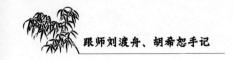

条，比类相符，须有检讨，仓卒易知。"迨北宋高保衡、林亿等校正《宋本伤寒论》时，亦沿袭"方证同条"的排列。事实上是明显弱化了张仲景"平脉辨证"的学术思想，而这一学术思想与贯穿《伤寒杂病论》全书的"辨病、脉、证并治"推演经方的思维方法如出一辙。换言之，在"平脉辨证"（以辨脉别阴阳、分表里、辨六经）思想基础上谈"方证对应"，实现"辨脉 - 识证（六病）- 用方"的三阴三阳临床诊疗模式，我认为是完全必要的。现在的问题是，某些医家仅从证候特点来判断，忽视"平脉辨证"，临床仅仅根据一定的症候群直接采用相应的方药治疗，即有是证，用是方，用是药。这种学习《伤寒论》的方法乍一接触似乎是简单明了、易学易用，收效也快，使初学浅识者相与宗之。但它有一个致命的缺陷：即面对有一定难度的病证又找不到相应的"对号"方药时，便束手无策。如同摘桃子，现成的桃子拿来就吃，至于这棵桃树是如何形成（喻张仲景的"思维树"）、桃子如何生长（喻方药结构体系演变规律），则全不干我事。所以这种欲求"速效"的学习方法只适用于初涉临床者，让他们尝一点一般常见病疗效的"甜头"，属于感性层面的初级阶段，基本上涉及不到六经脉法的理论层面。

对此为医者必须头脑清楚，这是一种急功近利又缺乏发展后劲的做法。它最大的弊病就是"废医存药"——抛弃《内经》理论、忽视《伤寒论》学理而单纯地追求所谓"方证对应"，从根本上背离了张仲景"并平脉辨证"著书的初衷。"脉理精微，其体难辨"，必须下大功夫体会，正如张仲景自序中说的："若能寻余所集，思过半矣。"强调的是思考，是功夫，是悟性。

可以想象，对于一些疑难病症的探索，如糖尿病、心脑血管疾病、肾病尿毒症、老年痴呆症、肝硬化腹水，还有乙肝、艾滋病、非典型性肺炎、禽流感，包括这次爆发的"新型冠状病毒肺炎"等传染病，需要吾辈深入探讨伤寒学理的理论框架，深入研究三阴三阳辨证体系，研究五运六气，通晓"神机""气立"，并深悟张仲景的"时相辨证"体系，而不是仅仅局限于一个"方证对应"（我认为这是维持一般疗效的较低水平的循环）。中医的"辨证论治"（融学理、经验、思辨、悟性于一体），只有实实在在地与《伤寒杂病论》理论体系紧密结合，才能具有持久旺盛的生命力，进而逐一攻克包括肿瘤和传染性疫病在内的疑难急危重症。

近来重温《备急千金要方》，孙思邈在序言中开宗明义地讲了医道的传承："夫清浊剖判，上下攸分，三才肇基，五行俶落，万物淳朴，无得而称。燧人氏出，观斗极以定方名，始有火化。伏羲氏作，因之而画八卦。立庖厨，滋味既兴。痾瘵（kē zhài）萌起，大圣神农氏，悯黎元之多疾，遂尝百药以救疗之，犹未尽善。黄帝受命，创制九针，与方士岐伯、雷公之伦，备论经脉，旁通问难，详究义理，以为经论，故后世可得，依而畅焉。春秋之际，良医和缓。六国之时，则有扁鹊。汉有仓公、仲景，魏有华佗，皆探赜索隐，穷幽洞微。"（笔者注：仲景与华佗当为同代人，但未见史料证明二人生前有过来往。据《三国志·魏书·卷二十九》记载，华佗曾为魏王曹操、广陵太守陈登治过病。曹操因患头风病，"使佗专视"为其医治。后以"虚诈"之罪将华佗杀害，约卒于208年）

当今中医药文化在传承方面的某些衰落，足以引起我们的警觉和思考。吾辈任重道远，在中医"传道"的过程中，必须摒弃浮华作风，走符合中医文化生态规律之路，静下心来扎扎实实重温经典，"精究方术，上以疗君亲之疾，下以救贫贱之厄，中以保身长全，以养其生"，实在是太有必要了。

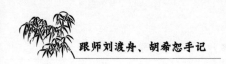

读《王叔和生平事迹》的思考与探讨

　　早年跟随刘老、胡老两位恩师学习而受益匪浅。两位伤寒大家讲解《伤寒论》的风格有很大不同：胡老主张运用"六经－八纲－方证"体系理解《伤寒论》；刘老更强调运用"脏腑－经络－气化"一体的体系理解《伤寒论》。作为后人，我认为两位先生在学术上殊途同归，都在各自的研究领域里成绩卓著，为丰富发展仲景学术作出了重大贡献。同时他们各自不同的治学方法也为我们提供了不同的中医成才的途径。

　　吾辈如何做好仲景学术的具体传承工作，个人认为不妨了解研究一下先贤王叔和，这是最好的借鉴。

　　王叔和乃魏晋人，去仲景年代不远。张仲景生活于东汉末年，这是不争的事实。近读原北京中医学院元老、已故医史专家宋向元先生的《王叔和生平事迹》（1960年）一文，宋老考证说："《针灸甲乙经》作者皇甫谧生于215年，到256年（魏甘露元年）已经42岁了。而王叔和在此以前已为太医令，并以'撰次仲景遗论甚精'声闻于世，这样，王氏为太医令似当在魏初，其撰次仲景遗论亦当在此时。依此说来，王氏当比皇甫氏要年长，而且应该是前辈。如果再联系到叔和与卫汛为同时人，卫汛为张仲景的弟子，则年龄当然要比仲景年轻，假定卫汛比仲景年轻三十岁，则其生年当为公元180年左右。这样，我们再从'卫汛得引叔和语，则叔和与汛同时'一事来看，不但两人为同时人，而且是相见过的。两人的年龄可能不相上下，或许叔和稍稍年长一些。"由此推论："河东和高平两地相隔不远，两人又都是医学家，学术交流彼此不断会晤交谈，成为好友。由于两人互相契合和信任，彼此可能无保留地交换医学心得和藏书。于是'仲景遗论'就由卫汛一人独得薪传，而成为两个人共有的秘典了。那么，时间当在汉魏之际，'仲景遗论'当是完整的，似不曾'残缺失次'的。同时两人对书中的主要精神也会经过反复讨论。因此可以说，叔和通过卫汛的关系，已经获得仲景的真传。另，据《针灸甲乙经·序》记载，王叔和编次仲景遗论，是在担任太医令之后，而在魏甘露年号之前。以其政治地位的优越，又曾见过仲景，与仲景相隔时间不长，容易搜集他的遗论，加以校定编次和整理补充。"

宋老经过严密考证得出一个判断："首先是对'晋太医令'的传统说法给以'翻案'，并推断：王氏只是魏太医令（晋代第一任太医令是程据，史有明文）。据此，王氏编次《伤寒论》的年代也就不是'三国兵火之后'，而是'魏初'，则《伤寒论》原著也似不曾'残缺失次'了。"

本人如此引用宋向元先生的考证，意在说明，王叔和乃仲景之功臣。当然，这是一句结论性的话，需要比较可靠的文献资料来支撑，且要捋顺两个关系：一是王叔和与张仲景的关系；二是《脉经》与《伤寒论》的关系。还要对辨脉、平脉等文献进行探讨。试析如下。

一、王叔和与张仲景之关系

考证古人，首先要明确他所处的年代和地点。王叔和，名熙，字叔和，山东高平人。据《中国历史地图集》所载，历史上山西、甘肃、山东都有过高平之建制，而西晋的行政区划分，高平的地理位置在今山东邹县西南部。另据《中国地名大辞典》《魏晋南北朝文学史参考资料》对王粲

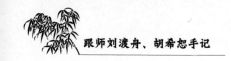

的介绍，都可以作为王叔和籍贯的旁证。证明在叔和活动的年代，只有山东存在高平。王叔和的里籍为山东，学术界已成定论。查丹波康赖（982年）《医心方·卷二十九》《合食禁第十一》有"高平王熙叔和"之语，证据可靠。

王叔和，正史无传，记载其生平的文献资料甚少。但可以据其他相关史料线索分析。最早提出王叔和为高平人的是三国时的卫汜。据《备急千金要方·卷二十六·食治》录："河东卫汜记曰……高平王熙称食不欲杂，杂则或有所犯，有所犯者或有所伤，或当时虽无灾苦，积久为人作患。"可知卫汜是三国时河东人。据《太平御览·卷七百二十二》引《张仲景方》序曰："卫汜好医术，少师仲景，撰《四逆三部灸经》及《妇人胎藏经》《小儿颅囟方》三卷，皆行于世。"可证仲景与卫汜是师徒关系，且卫汜多有著述，非等闲之辈。作为仲景的弟子卫汜，能如此看重王叔和并记录叔和之语，至少说明两点：一是卫汜很欣赏王叔和的医学造诣与学术风格；二是卫汜在年龄上可能略小于叔和，或者两者年岁相当。考仲景的生年约为150年，按照宋老的判断，师徒年龄之差若以30年（或大于此）计算，则卫汜生年约为180年（或再晚些）。王叔和生年经考证约为180年，则叔和与卫汜年龄相仿。此外，记载王叔和的文字，还见于唐代甘伯宗（生平里籍未详）编撰的《名医录》七卷，此书集自三皇至唐代名医120人传记。据《医部全录》引甘伯宗《名医传》载："晋王叔和，高平人，为太医令。性度沉静，通经史，穷研方脉，精意诊切，洞识修养之道，撰《脉经》十卷、《脉诀》四卷、《脉赋》一卷，仲景作《伤寒论》，错简，追叔和撰次成序，得成全书。"《医说》引《养生方论》记载："王叔和，高平人也。博好经方，尤精诊处，洞悉摄养之道，深晓疗病之源。尝谓人曰：'食不欲杂，杂则或有所犯。'采摭群论，撰成《脉经》十卷。编次张仲景方论为三十六卷，大行于世。"两者出处不同，但所引录的内容大致相同。由此可以推想，卫汜把自己欣赏的医学同道王叔和介绍进师门，这种存在的可能性极高。通过分析张仲景自序，仲景是位很有抱负且学术视野开阔、胸襟宽广的医学家，他尖锐批评过"各承家技，始终顺旧"的局限保守的家承观念，选择弟子的标准是"才高识妙"，要求"能寻余所集，思过半"。所以，王叔和有机会通过卫汛接触到仲景并拜其门下，当是顺理成章之事。此其一。

其二，王叔和能够接触到张仲景的另一条线索就是王粲。据《三国志·魏书卷二十一·王粲》记载："王粲，字仲宣，山阳高平人也……献帝西迁，粲徙长安，左中郎将蔡邕见而奇之……粲至既幼弱，容状短小，一坐尽惊……年十七，司徒辟，诏除黄门侍郎，以西京扰乱，皆不就。乃之荆州依刘表。"这是正史对王粲去荆州前的记载。王粲生卒年为177—217年，王粲的曾祖父、祖父为汉时三公，出身名门。王粲与刘表是同乡，且刘表是王粲祖父的学生。刘表自北方于初平元年（190年）到荆州任职，建安三年（198年）攻占兼并长沙，据土以治。就是说王粲17岁（194年）投靠刘表。仲景为王粲诊病，其"时年二十余"（见《针灸甲乙经·序》），即197年以后，地点肯定是荆州（位于江汉平原，腹地湖北省中南部）。王叔和是高平人，与坐镇荆州的刘表、"建安七子"之一的王粲是同乡。因此，约公元194年后，王粲与王叔和等族人同到荆州。据考证，王粲18～32岁时生活在荆州。此时期张仲景也在荆州。在刘表麾下的千余名学士中，南阳望族的张仲景因距荆州不远，避祸乱至荆州并在此行医。而王粲从长安先回故里山阳高平，然后同叔和（都是才子，又是同乡，年龄相近自然情趣相投）等一起到荆州。这样的推断同样顺理成章。饱学之士治学严谨的皇甫谧，在《针灸甲乙经·序》中记载仲景为王粲诊病，劝服五石汤，"居三日"又见仲景，说明王粲常与仲景交往，且关系密切。由此推断，当时的叔和年龄上可能比王粲稍小几岁，名气不及王粲。但很有医学功底又博通经史的叔和，经王粲介绍，在荆州有缘遇到仲景先生，遂竭尽请教，以仲景的胸襟与慧眼，收其为弟子并授以真传完全可能。

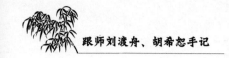

其三，东汉建安十三年（208 年）六月，曹操被献帝封丞相，七月发兵南下征讨刘表。八月刘表卒，小儿刘琮继任，九月刘琮母子投降。曹操下令给荆州刘表的文武官员，要求他们除旧布新，并依照投降人员的功劳，分封侯爵的达 15 人。王粲投归曹操后，被曹用为丞相掾（古代官署属员的通称），"后迁军谋祭酒。魏国既建，拜侍中"（见《三国志》同上）。此时的"魏国"即指建安十八年（213 年），曹操已被封为魏王，王粲拜为侍中。且王粲与曹操父子同好辞赋，当初不受刘表重用压抑多年的王粲，终于在魏国如鱼得水。因此可以推断，建安十三年（208 年）王叔和应是与王粲等同归曹操。至建安十八年，王叔和当时约 33 岁，从年资考虑，不可能担任魏太医令。作为一国医官之首的太医令，四十岁以前是很难胜任的。据学者万方考证："王氏约生于 180 年，那么他任太医令至少也在 220 年（魏黄初元年）以后。到 250 年左右，王氏年已古稀，也似再无任此职。大致可以推断，王叔和当在公元 220～250 年间任魏太医令（后面还要考证）。他的卒年也应该在 260～263 年即《针灸甲乙经》成书以前。"此说可参。此外，万方在《也谈王叔和任魏太医令及其卒年》中认为："晋代官职不设太医令，而有太医史（亦可称太医丞），'史（丞）'其上不再置太医令。晋代也无太医司马。'司马'为武职，'史'为文职，两者地位平等。故可以断定，决不会在'太医史（丞）'之下再设一'太医司马'。唐代房玄龄《晋书·卷三·武帝纪》称程据为太医司马，与卷三十一《惠贾皇后传》、卷五十三《愍怀太子传》、《晋中兴书》等称程据为太医令都是一个意思，表示他的地位相当于汉魏之时的"太医令"与晋时的司马。"

另据《太平御览·卷七百二十二》引《晋书》云："程据为太医令……据以医术承恩，出入禁闼，武帝初受魏禅，改元泰始，而据贡雉头裘。因贾后合巴豆杏子丸害愍怀太子，遂就戮焉。"可知自晋受魏禅起（265 年）至贾后废死而程据被诛（291 年，即晋元康元年）为止，晋太医令均为程据担任。根据这一史实，则宋代林亿等谓王叔和为西晋人，是出于臆测。王叔和非晋太医令完全可以肯定。

从考查山阳高平王氏的史传记载和有关史实的线索，初步认为王叔和与王粲、卫汛为同代人，且年龄上很接近，王粲可能稍长，叔和次之，卫汛与叔和同龄或稍次之，又都见到仲景。因此考证王叔和的生卒，约为180—263年。王叔和任魏太医令当在40岁以后，即魏文帝曹丕正式登基（220年）以后的事。王叔和是在任魏太医令期间，即魏黄初年至嘉平年间（220—250年）先整理撰次仲景遗论，之后又编撰《脉经》的。当然，出于严谨，做出这个判断的进一步考证如下。

二、《脉经》与《伤寒论》之关系

（一）王叔和撰次仲景遗论的时间划线

王叔和在任魏太医令时整理撰次仲景遗论。于仲景生前，从张仲景为王粲诊病开始，可以推想王叔和接受仲景真传耳濡目染，且叔和与仲景弟子卫汛年龄相仿，则叔和深知仲景学术已是不言而喻。这对于考证叔和"撰次"仲景遗著，意义重大。

考《脉经·序》有这样一段非常耐人寻味的话："夫医药为用，性命所系，和鹊至妙，犹或加思；仲景明审，亦候形证，一毫有疑，则考校以求验。故伤寒有承气之戒，呕哕发下焦之问。而遗文远旨，代寡能用；旧经秘述，奥而不售。"请注意此段话的前后语境，"遗文"前是"伤寒有承气之戒，呕哕发下焦之问"，显然是称《伤寒论》为"遗文"，则叔和确曾亲见仲景遗著可证。"和鹊至妙，犹或加思"，医和、扁鹊，是《左传》和《史记》中记录的名医，"性沉静，通经史"的叔和阅读他们的事迹后，给予"至妙"与"犹或加思"的评价，笔下不过六个字。而说到仲景，则叔

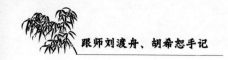
和体会尤深："仲景明审，亦候形证。""明审"，是叔和对仲景诊查技术高超、判断准确的一个评价，即便如此成竹在胸，同样要"亦候形证"；候，诊察、守望也；形证，即形体和脉证（实际包括望诊和脉诊）。足见王叔和对仲景诊病识证的方法技术以及一丝不苟的医者态度非常了解。"一毫有疑，则考校以求验，故伤寒有承气之戒，呕哕发下焦之问。"这种场景式的文字表达，如果没有亲身跟诊的经历，是说不出这话的，是叔和亲眼所见、有感而发可证。联系皇甫谧（215—282年）在《针灸甲乙经·序》中云："仲景论广伊尹汤液为十数卷，用之多验。近代太医令王叔和，撰次仲景遗论甚精，皆可施用。"序中称"近代太医令王叔和"，则叔和为魏太医令断然无疑。又称"撰次仲景遗论甚精"，此与王叔和在《脉经·序》中所称"撰集""遗文"，完全吻合。

据此，王叔和对《伤寒杂病论》的整理方法是"撰次"，即撰写编排之意。就是把仲景写在竹简上的原著中已经散乱失序（注意不是残缺）的条文加以编排，使其有序。王叔和撰次仲景遗论的时间，应该是他担任魏国太医令以后，有条件从事此项工作。而具体的时间划线，据医史文献学博士王立子考证，撰次时间是在魏文帝曹丕黄初元年以后至魏明帝曹叡青龙3年之前这一段时间（220—235年间）。其考证的主要成果是，根据《七录》的记载，推定出叔和撰次仲景遗文的时间划线。

南朝阮孝绪（479—536年）于梁·普通四年（公元523年）撰成目录学著作《七录》，《七录》已亡，但《隋书·经籍志》今存，该书根据《七录》所载云："梁有张仲景《辨伤寒》十卷。"考《七录》内容的主要资料来源之一就是《魏中经簿》十四卷，此书是曹魏秘书郎郑默于魏明帝青龙三年（公元235年）撰成。因而《隋书·经籍志》序有"魏氏代汉，采掇遗亡，藏在秘书、中、外三阁。魏秘书郎郑默始制中经"的记录，由此可以推知，《七录》记载的《辨伤寒》十卷，必著录于郑默于青龙三年撰成的《魏中经簿》中，则王叔和撰次仲景遗著，至迟于魏明帝青龙三年之前已经整理完毕了，否则就不会收录《魏中经簿》里。如此推算，距仲景逝世不过十五六年，距仲景始撰《伤寒杂病论》的时间（206 年前后），最多也不过三十年。则下距《针灸甲乙经·序》（写于魏甘露三年，公元 258 年）也就是二十九年，与皇甫谧"近代"之说完全吻合。（见《宋本〈伤寒论〉刊行前〈伤寒论〉文献演变简史》，王立子著）

上文已述，根据皇甫谧《针灸甲乙经·序》中称"近代太医令王叔和撰次仲景遗论甚精"这句话，知叔和为魏太医令无疑，由此确定了朝代划线。同时皇甫谧在序文中提到"甘露中，吾病风加苦聋百日"，则序文写于魏甘露中（258 年）稍后，是可以推知的。"近代"的概念，是指过去距离现代较近的时代，即已经过去一些年了，又不是很远。则知王叔和"撰次仲景遗论"的时间，必明显早于皇甫谧写《针灸甲乙经·序》的时间，站在皇甫谧的时间点（258 年稍后）往前推，这个"近代"也就是二十九年。与王立子的考证（235 年以前）吻合。身为魏太医令的王叔和，更有条件掌握张仲景"遗论"是没有疑义的。再一点是社会环境较建安时期颇有好转，曹丕登基立魏是 220 年，魏文帝喜好文学，重视人文教化，至明帝曹叡尤崇尚儒学，故这十几年社会环境的治理改善，为整理遗文旧典提供了稳定的客观条件。魏太医令王叔和，于是在文帝、明帝时期"撰次"了仲景遗论，整理时间在 220 ~ 235 年。

朝代、时间划线已明，我们来比较一下《脉经》与《伤寒论》的相关内容。

（二）《脉经》与《伤寒论》"遗论"比较

现传本《脉经》，为宋代高保衡、孙奇、林亿等校定本。《校定脉经序》云："盖其为书，一本《黄帝内经》，间有疏略未尽处，而又辅以扁鹊、仲景、元化之法，自余奇怪异端不经之说，一切不取，不如是何以历数千百年而传用无毫发之失乎！""今则考以《素问》、《九墟》、《灵枢》、

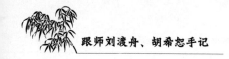

《太素》、《难经》、《甲乙经》、仲景之书，并《千金方》及《翼》说脉之篇以校之，除去重复，补其脱漏，其篇第亦颇为改易，使以类相从，仍旧为十卷，总九十七篇，施之于人，俾披卷者足以占外以知内，视死而别生，无待饮上池之水矣。"可见宋儒们充分肯定了《脉经》的价值。现行版《宋本伤寒论》同样是高保衡、孙奇、林亿等校定本。将两者相互比较，《脉经》约有2/5以上的篇幅记述了《伤寒杂病论》的内容。集中于《脉经》卷七、卷八、卷九这3卷内。对此，学者张志远先生做了详细的比较对照，初步证实王叔和在整理编次《伤寒论》过程中，严遵旧本，忠于原著。即使旧本多有舛错，未尝考证，仍弥足珍视，为维护六经辨证体系之完整，未予篡改。仅于自著之《脉经》中，对《伤寒论》原文的个别文字做了精细审辨；并且严格遵循原旨，潜心深究仲师遗教，以作对照。

张志远指出，《脉经》卷七第一至第八等8篇，与《伤寒论》卷七"辨不可发汗病脉证并治"至卷十"辨发汗吐下后病脉证并治"等8篇编次类同，其文义相符之原文共243条。《脉经》卷七之其余16篇中，另有72条原文亦取自《伤寒论》，合上共有315条。细察其315条原文，除少数之原文文字类同者外，《脉经》与《伤寒论》文字相异，或观点有别者，竟多达271条！其内容可归纳为四类：①述义相同，但《脉经》在文字上有所变动之条文，共150条；②二者原文文字有重大差异者30条；③二者理法有明显差别者，共24条（征候有别，治法方药有异）；④《脉经》对《伤寒论》条文加以析疑启奥者，共67条（征候析疑42条，病机启奥15条，治法阐微10条）。叔和维护先贤之意，撰次《伤寒论》成为今本，实有功于百世。而叔和编次《伤寒论》之余，在《脉经》第七卷中，对《伤寒论》书中疑为错简遗误、文义不属之文，审辨精赅，正讹补阙，实为王叔和忠实《伤寒论》旧本之一斑。再者，叔和于《脉经》中对《伤寒论》精辟疑奥，注释诚难之文，探微索隐，揭示奥旨，阐明仲师余蕴，实为启发后学，足裨实用，功不可没。（见张志远《王叔和编次〈伤寒论〉》）

用确凿的考证数字力驳错简重订派之非，这个评价是公允有力、实事求是的。

笔者这里愿补充两点：

一是《脉经》中更有叔和当初"撰次仲景遗论"时未能见到而后来补入的仲景文字，如《脉经》卷九"平妊娠分别男女将产诸证第一"和"平妇人病生死证第八"两篇在现行本《伤寒论》《金匮要略》《金匮玉函经》中均缺，显为仲景之佚文。又如现行本《伤寒杂病论》中小儿病的部分基本阙失，而《脉经》卷九"平小儿杂病证第九"一篇，是阐述小儿脉法的常与变，及判断疾病的预后，内容虽残缺不全，亦弥足珍贵。这些内容叔和均于编撰《脉经》时补入。此外，《脉经》卷八"平阳毒阴毒百合狐惑脉证第三""平五脏积聚脉证第十二"，卷九"平妊娠胎动血分水分吐下腹痛证第二""产后诸病郁冒中风发热烦呕下利证第三"等内容，《脉经》的记载明显较《金匮要略》详尽。

二是《脉经》卷七的"可"与"不可"共十七节的编排顺序，是王叔和把撰次仲景《伤寒论》时"三阴三阳"的材料，重新编辑排列的。在今本《金匮玉函经》卷五及《宋本伤寒论》卷七还都保留了王叔和的一段小序，说明重辑的意图："夫以为疾病至急，仓猝寻按，要者难得，故重集诸可与不可方治，比之三阴三阳篇中，此易见也。又时有不止是三阳三阴，出在诸可与不可中也。"显然，把《伤寒论》的"三阴三阳"条文按"可"与"不可"原则重加排列，是为了避免"仓猝寻按，要者难寻"，即方便临床应用而已。在编排这些条文的同时，也把"不止是三阴三阳"的其他条文，只要和"可"与"不可"治法有关的，也一并收录。

由此可见，《脉经》中收录的仲景文为《伤寒杂病论》现存最早的一种"重集"古传本，也恰好证明王叔和"撰次仲景遗论"与编撰《脉经》并非在同一时期，《脉经》的成书应明显晚于仲景《伤寒杂病论》的撰次整理。考《脉经》十卷，《隋书·经籍志》与《宋史·艺文志》均有著录，

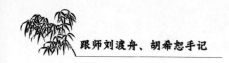

由于王叔和正史无传，年代记载不详，我们只能从《脉经》卷五有"张仲景论脉"和卷七、卷八中大量《伤寒论》条文的收录来判断，则《脉经》的撰写年代应在撰次仲景《伤寒杂病论》以后，大致在235—255年间。因此，《脉经》成书应在魏国时期同样是没有问题的。

通过以上分析推断，我们可以小结一下：王叔和在40岁以后出任魏太医令（220年以后），先撰次整理了张仲景的《伤寒杂病论》；大约在55岁上下（235年以后），甚至不排除在王叔和的晚年（250年），才着手编撰《脉经》，以其严谨的治学精神，将《伤寒卒病论》原文文字遗漏或错误之处、句子文义不整者，在自编的《脉经》中加以正误补阙；并把新发现的仲景佚文补入其中；同时为方便临床运用而重加编排。这也正是《脉经》约有2/5以上的篇幅为《伤寒杂病论》内容的所以然。叔和用心良苦可见一斑！

此外，为了秉承仲景先师"平脉辨证"之遗训，于是"撰集岐伯以来，逮于华佗，经论要诀，合为十卷。百病根源，各以类例相从，声色证候，靡不该备，其王、阮、傅、戴，吴、葛、吕、张，所传异同，咸悉载录。"冠以"脉经"之名，集前贤脉学之大成。所以晋人皇甫谧（215—282年）在《针灸甲乙经·序》中感慨道"近代太医令王叔和撰次仲景遗论甚精，皆可施用"。皇甫谧生时去仲景不远，《晋书·皇甫谧传》记载其"博综典籍百家之言，沉静寡欲，始有高尚之志，以著述为务"。因其治学严谨和著述的准确性与权威性，深得魏晋两朝官家及民间认可。所以皇甫氏能给予叔和"撰次仲景遗论甚精"的评价，是对叔和的撰次忠实于仲景原文的最好证明。因此，王叔和的《脉经》可视为《伤寒杂病论》的最早传本当断无疑义，亦是学习《伤寒杂病论》最佳最为可靠的对照参考书籍。

(三)《脉经》独有的临床与文献学价值

王氏"博通经方",从其所著《脉经》一书的学术价值便可感到其医学造诣之深、悟性之高,加上太医令的特殊身份,与仲景可谓先圣后贤!正如宋代儒臣高保衡、孙奇、林亿等校正《伤寒论》时感叹道:"自仲景于今八百余年,唯王叔和能学之。其间如葛洪、陶景、胡洽、徐之才、孙思邈辈,非不才也,但各自名家,而不能修明之。"宋代儒臣们认为,历代名贤中只有王叔和独超他人,沉潜涵泳,深悟《伤寒论》的真谛。王叔和以魏国太医令的身份编次《伤寒杂病论》,以叔和的医学造诣发现原著散乱失序、文字阙漏等问题后,继而在其所著的《脉经》中进行补阙正误,阐发奥义,应该算作官方的第一次校正修订。通过对《脉经》的分析,足以看出叔和对仲景学术的探微索奥,包括脉法、伤寒病、杂病、妇人病、小儿病和食禁等,本着忠实于原文编撰原则,对仲景所论皆逐一注明,可见其撰次《伤寒杂病论》所付出的艰辛!所以,其他医家虽然对《伤寒论》的研究同样很有心得,但与王叔和的付出与思考不可同日而语。《脉经》这部典籍的文献学价值自不必说,就是从临床角度体会,其对脏腑经络理论的阐述、证候虚实变化的归纳、对脉学的发展和运用上,都较《内经》和《难经》更加系统和规范,内容也更加丰富和实用,可以说《脉经》的价值同样历经千年而不衰!尤其在用"平脉辨证"思想(即以脉法别阴阳、分表里、辨六经)来指导学习《伤寒论》方面,作用巨大。

现试举一例。比如《脉经·卷一》中《两手六脉所主五脏六腑阴阳顺逆第七》记载:"《脉法赞》云:肝、心出左,脾、肺出右,肾与命门,俱出尺部。魂、魄、谷、神,皆见寸口,左主司官,右主司府。左大顺男,右大顺女。关前一分,人命之主,左为人迎,右为气口。神门决断,两在关后。人无二脉,病死不愈。诸经损减,各随其部。察按阴阳,谁与先后。阴病治官,阳病治府。奇邪所舍,如何捕取?审而知者,针入病愈。"

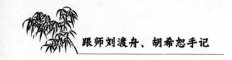

这是王叔和收录早已亡佚的古籍《脉法赞》中的一段。对于我辈今天临证"察色按脉，先别阴阳"，对于掌握"人迎""气口"的定位，都非常实用。限于篇幅，笔者不逐字逐句作解。只是据这段文字扼要归纳出几点临床切脉的技术和秘诀：

（1）脉的寸关尺五脏定位是，左为心肝肾，右为肺脾命。左关属肝，肝藏魂；右寸属肺，肺藏魄；右关属脾，脾消谷；左寸属心，心藏神。这实际上就是告诉我们，当根据五脏切脉的定位来诊察病人的精神状态与后天之本的关系。注意这几个字，即魂、魄、谷、神的病理表现皆可辨脉而知。

（2）"左主司官，右主司府"，即左脉主管火（寸）木（关）水（尺），是官（我克）；右脉主管金（寸）土（关）相火（尺），是府（被克）。即强调脉诊的五行思维：两手左右脉存在着五行制约关系：即左寸脉火克金（右），左关脉木克土（右），左尺脉水克火（右）。

（3）是讲切脉分男左女右，男者左脉大为顺为阳，女者右脉大为顺为阴。《素问·阴阳应象大论》曰："左右者，阴阳之道路也。"阳气行于左，阴气行于右。

（4）切脉关前为阳，关后为阴。强调切脉"关前一分，人命之主，左为人迎，右为气口"，这句话很重要，即注意关前一分位置的脉动，明确告诫这是人的性命所主。左寸（含关前一分）为人迎，右寸（含关前一分）为气口。《素问·经脉别论》曰："气口成寸，以决生死。"这一点在临床上非常重要，可以说是辨脉的秘诀。

（5）同时注重两尺脉，即"神门决断，两在关后"。"神门"，这里是指根脉，即《难经·八难》所谓"三焦之原，一名守邪（防御邪气）之神"。

（6）最后落实到六经上，确定属于三阴经或三阳经，即"察按阴阳"，而决定治疗的先后。"阴病治官，阳病治府。"如果是三阴病，要先治官

（我克）；若是三阳病，要先治府（被克）。

这段文字可以说对《内经》《难经》脉学理论返博为约，言简意赅，内容异常丰富，颇切实用，而被收录于《脉经》中。王叔和在《脉经·序》中感慨道："旧经秘述，奥而不售，遂令末学，昧于原本，斥滋偏见，各逞己能，致微疴成膏肓之变，滞固绝振起之望，良有以也。"也许这正是王叔和编写《脉经》的初衷。通过自己的努力补偏救弊，将张仲景的"平脉辨证"之旨一以贯之，并为《伤寒论》答疑解惑之用。

因此宋臣林亿等在《校定脉经序》中指出："臣等观其书，叙阴阳表里，辨三部九候，分人迎、气口、神门，条十二经、二十四气、奇经八脉，以举五脏六腑、三焦、四时之疴。若网在纲，有条而不紊，使人占外以知内，视死而别生，为至详悉，咸可按用。其文约，其事详者独何哉？""又其大较，以谓脉理精微，其体难辨，兼有数候俱现、异病同脉之感，专于指下，不可以尽隐伏，而乃广述形证虚实，祥明声色王相，以此参伍，决死生之分，故得十全无一失之缪，为果不疑。"这是对《脉经》学术价值的高度评价。

三、《辨脉法》《平脉法》《伤寒例》探讨

仲景完成《伤寒杂病论》后于 219 年离世，时逢汉末战乱，竹简成书后有可能散乱。经王叔和"撰次仲景遗论"后得以保留。至今经历了 1800 年，期间经过传抄，各种版本的互见、校正、注释及一些条文夹注等，后人所增的可能是存在的。但总体上看，《脉经》《金匮玉函经》《宋本伤寒论》的主体内容是一脉相传的，就是说原书的绝大部分内容保存于宋臣林亿等的校正本中，文字基本上保持稳定。包括现行《宋本伤寒论》中《辨脉法》《平脉法》内容，经学者们多方考证，与张仲景"平脉辨证"之旨高度吻合，应是张仲景原书所有。观今本《伤寒论》《金匮要略》，不论是

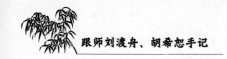

六经病篇，还是杂病篇，每一病篇的篇头标题都称"××病脉证并治"，由此可知《辨脉法》《平脉法》两篇为全书导论的重要性了，并非王叔和"妄行羼入"。正如清代魏荔彤《伤寒论本义》所说："《辨脉》一篇，的是医圣原文，其辞简括，其义深长，与《伤寒杂病论》心思笔致，皆足令人抽绎不尽，推暨无方矣。盖《辨脉》为论证之先务，所以叔和叙次为第一，不可谓以传僭经也。既非叔和所能拟议，原为医圣高文巨典，不妨置之诸论之首，以珍重视之事矣。"说明《辨脉》一篇，为仲景原书所有。

至于《平脉法》，开篇一大段文字，考王叔和《脉经·卷五》明确记载是"张仲景论脉"，似乎也没什么可说的。但通观《平脉法》全篇，学者王立子考证说："对《平脉》中的押韵文字，从音韵学角度进行分析研究，发现它具有明显的西汉音韵特点，也就是说，《平脉》中的韵文，成于西汉，张仲景在撰写《伤寒杂病论》时，收录于书。说这段韵文不成于仲景本人创作则可，若说这段韵文未曾收入《伤寒论》则非，因为叔和《脉经》已明确指出这是'张仲景论脉'。但是《伤寒论·平脉》中有些段落可能出自叔和《脉经》卷一和卷五……今综览《伤寒论·平脉》，很大一部分文字均可从《脉经》中找到出处，所以，后人称《平脉》出自叔和是有根据的。"（见《宋本〈伤寒论〉刊行前〈伤寒论〉文献演变简史》，王立子著）。很显然，《辨脉法》《平脉法》本是完整的脉法运用的指导性文献，冠于《伤寒论》全书之首，不仅具有一般导读的意义，更点出以阴阳脉法贯彻全书，彰显张仲景"并平脉辨证"的主旨。

《伤寒例》开篇，以干支斗柄所指来辨方位、定节气，明显带有运气学说的痕迹，与《素问·天元纪大论》中"考太始天元册文"等如出一辙。文中更有"《阴阳大论》云"，说明引用了更古老的文献资料。还包括引用《内经》《难经》的一些文字，这也恰好证明《伤寒杂病论·序》"撰用《素问》《九卷》《八十一难》《阴阳大论》《胎胪药录》"文字的真实性。同时文中有这样一段话："今搜采仲景旧论，录其证候、诊脉、声色、对病真方有神验者，拟防世急也。"此语无疑是王叔和写的，是叔和"搜采仲景旧论"的证据。同时也有叔和"附以己意"的体会。观全篇文字，当是王叔和撰次《伤寒杂病论》时所写的引言，为伤寒辨证之规范，是《伤寒论》不可分割的一部分。文中阐发了四时正气之序，预防外感与时疫之法，由时令气候到人体，感而即病之伤寒与伏气所发之温病、暑病，包括寒疫、冬温、温疟、风温、温毒、温疫、六经伤寒脉证与两感为病的治疗原则及用药调护等，既详且备。起点颇高，学术视野开阔，是一篇难得的指导《伤寒论》学习的纲领性文献。

所以，欲完整学好、真正弄懂《伤寒论》，则《辨脉法》《平脉法》《伤寒例》以及"可"与"不可"诸篇均当认真细读，是最接近仲景原著的珍贵参考文献。

四、论错简重订派之非

后世错简重订如明代方有执首开其端，他认为《伤寒论》年代久远，早已失仲景之旧，后人多有更易，"窃怪简篇条册，颠倒错乱殊甚"，因而主张"心仲景之心，志仲景之志以求之"，于是对《伤寒论》条分缕析，"重考修辑"，编撰《伤寒论条辨》八卷，且自释书名："曰伤寒论者，仲景之遗书也；条辨者，正叔和故方位而条还之之谓也。"方氏主观武断，把《伤寒论》中凡不符合己意或抓住有些文字"捍格聱牙"，认为"岂仲景之言，其为后人之伪，明亦甚矣"。竟删削《伤寒例》，并且将原书次序完全打乱而重新编排，如将太阳病分成"卫中风""营伤寒""营卫俱中伤风寒"三篇；把有关温病、风温、杂病条文统一集中到霍乱、阴阳毒、差后劳复诸篇；如此等等。方氏"错简"之风一开，清初喻嘉言紧步其后，对其大加赞赏，将方氏风寒中伤营卫之论概括为"三纲鼎立"学说。且认为仲景《伤寒论》一书，经王叔和编次后"纲领倒置，先后差错"，已失仲

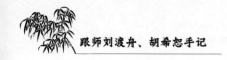

景著作的本来面目。喻氏编的《尚论篇》竟对《伤寒论》刀削斧砍，删去《辨脉法》《平脉法》及可与不可诸篇，对于《伤寒例》，喻氏"欲削去之，而坊刻盛行，难掩众目，姑存原文，驳正其失，以定所宗"。竟把《伤寒例》当作"反面教材"！甚至妄言："人但知叔和而明，孰知其因叔和而坠也哉。"

站在今天的认识高度来看错简重订一派，其思维的局限性和学术上的鲁莽草率都是显而易见的。最大的弊端就是缺乏严谨，主观妄断，曰维护仲景之名，行任意篡改仲景学说之实，严重偏离张仲景"并平脉辨证"的初衷，因而不利于仲景学说的健康发展。

读仲景书，可深可浅，你是什么水平就能读到什么程度。所以方、喻之流的观点只是反映出他们个人的认知水平，这与张仲景的《伤寒论》没有什么关系，与王叔和的"撰次"同样没有关系。

五、对古代医家知识结构的思考

在结束本文讨论之前，笔者想提及的是，纵观《伤寒论》的学术研究史，对于《伤寒论》中时空概念的研究探讨向来薄弱。要知道中医是根植于古代乃至远古文化根脉而生发、成熟并完善的，不可能脱离这个大的背景，包括时间、方位以及与此密切关联的"象数""方术"。我认为中医的文化传承与发展潜力，需要把这个属于原生态领域的文化信息加以整合、提炼，进而返博为约，用来丰富以辨证论治为主体的思维经验，而在这个整合提炼过程中，甚至不排除有"新"的重大的理论发现。比如"方术"，张仲景在《伤寒杂病论·序》中首尾两次提及"怪当今居世之士，曾不留神医药，精究方术"，"余宿尚方术，请事斯语"。可见，张仲景给自己的定位——方术之士。张仲景所说的方术，当主要包括医药养生为主体的预测术和长生术的知识体系。《素问·阴阳应象大论》云："善诊者，察色按脉，先别阴阳；审清浊，而知部分；视喘息，听音声，而知所苦；观权衡规矩，而知病所主；按尺寸，观浮沉滑涩，而知病所生。"这固然是一种预测。根据人体不同的时间周期节律，用"象数时空观"指导临证同样也是一种预测。

我国古代"象数"理论起源于商周时代以前的天文历法，先天八卦，包括卦爻系统、干支体系、五行学说、河洛学说、太极图等。唐代大医孙思邈在《备急千金要方》卷首开篇就指出："凡欲为大医，必须谙《素问》、《甲乙》、《黄帝针经》、《明堂》、流注、十二经脉、三部九候、五脏六腑、表里孔穴、本草药对、张仲景、王叔和等诸部经方。又须妙解阴阳禄命诸家相法，及灼龟五兆，周易六壬，并需精熟。如此乃得为大医。"他在《千金翼方·序》中也说："原夫神医秘术，至赜参于道枢，宝饵凝灵，宏功洟于真畛。知关籥玄牡，驻历之效已深，瞽策天机，全生之德为大……"可见孙氏言必黄老之道、周易系辞，是谓天地根。医道玄冥幽微，变化难极，更有"数之所在，言不能喻"是也。在《伤寒论》尚未广泛流传、处于整理阶段时，孙氏就指出："易弥天地变化务正性命……四时八节种种施化不同，七十二候，日月运行各别，经其晷度，方得成年。"（见《备急千金要方·伤寒上》）可见孙思邈是从象数时空观点整理研究伤寒的唐代第一人，也是"以方证同条，认真研读，比类相附，须有检用，仓卒易知"的第一家。

运气学说就是象数理论在中医学上的一个分支，是古人对以太极阴阳五行为根基的中医理论，进行深层次演示并获得重大成功的一个样板，是中医美学的一个出色的诠释。它把中医辨证论治的过程引向更高更深的层次。运气学说至汉代已经发展到一个鼎盛阶段，作为东汉末年"宿尚方术"的张仲景，其所著的《伤寒论》已融进大量的象数（日数里含象）信息，从这个意义上也可以说《伤寒论》是象数理论发展史上的一个里程碑。

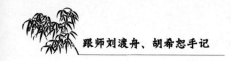

《伤寒论》以三阴三阳作为辨证纲领，驾驭以"六经病提纲证"为代表的病机辨证和以"六经病欲解时"为代表的时空辨证这两套马车，承载着"六经钤百病"（俞根初语）的理法方药（穴）而光耀千古，将运气学说活化于辨病脉证治中，不论外感热病或是内伤杂病，我们只要将其纳入六经条文中，按照张仲景的思路进行辨证，便可茅塞顿开，效若桴鼓。其中奥秘，张仲景毫不掩饰，而是直白地坦露心声："夫天布五行，以运万类；人禀五常，以有五脏。经络府俞，阴阳会通；玄妙幽微，变化难极。"并直言"余宿尚方术，请事斯语"——我向来崇尚方术，请允许我奉行这样的话去做。其殷殷之情，跃然于竹简之上！

这篇文章写着写着，感觉语多沉闷，中医古籍尤以《伤寒杂病论》为难读！但它又像一块磁石般深深吸引着你——这就是经典的魅力！但读古籍论古籍，在中医而言必须最终落实到临证上。前贤云："熟读王叔和，不如临证多。"经过长期对《伤寒论》的学习思考与临证观察，我认为在对《伤寒论》六经内涵的理解上，用六经八纲方证的思路解读《伤寒论》，是最浅近的不失为初入伤寒门径的一种行之有效的方法；而用脏腑、经络、气化三者有机联系的高度来解读《伤寒论》，能够自觉地提升伤寒学理，临证能更自觉地切入病位，是一种有发展潜力的学习方法。说白了，六经八纲方证也好，脏腑经络气化也好，只是后来者研习《伤寒论》所观察的角度、运用的方法不同而已，这与《伤寒论》本身的学术价值还是有区别的。

经络是客观存在的，依据笔者的临床体会，它是对六经八纲辨证的一个细化和有益的补充。试举一病例：

某男，58岁，北京房山人，2015年5月经人介绍来诊。素嗜烟酒，每于夜半阳强易举一年余，加重两个月。尤其入春以来每晚勃起坚硬，以至后半夜无法正常入睡，颇觉困扰。查其人面色黑红，舌红稍干，脉沉弦有力。辨证为肝肾阴虚，相火妄动。以补水制火疏肝为治，用知柏地黄与四逆散合方。嘱咐：忌辛辣忌酒。一周后复诊，自觉见点效，夜里醒的时间稍稍延长，由过去夜里2点多醒变为3点多醒，但阳强易举如旧。

余细细思考，辨证为肝热肾虚相火妄动不能算错，突然想起肝主筋，阳具乃宗筋之会，足厥阴肝经"过阴器，抵少腹"。定位在肝，仍以"少阴篇"四逆散主打，加盐柏、龙胆草各15克直折肝火，地龙15克、知母30克柔肝养筋，加生龙骨30克、生牡蛎45克平肝潜阳以助睡眠。一周后复诊，明显好转，可一觉到天亮，有晨勃，但可自收。效不更方，继服两周痊愈。

可见运用经络辨证，是辨病位的细化，是《伤寒论》辨证论治精准性的一个体现。

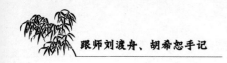

论"阴阳自和者，必自愈"

针对《伤寒论》第58条，刘渡舟老师从篇章结构的角度，认为"此条置于'误治变证'之前，仲景示人'阴阳自和'乃治病之目的，汗吐下等乃治病之手段。必须遵循'阴阳自和'方为愈病之旨"。胡希恕老师又从临证角度明确指出："此条属泛论。凡病，即无论何病。汗、吐、下是中医攻实以去病之大法，用之得当，药到病除；用之不当，则易害人。起码是亡血亡津。而导致如此结果，尤以发汗者为最。'阴阳自和'者，指表里自和。若无他病，故必自愈。"受两位恩师的启发，余在多年临床后重温此条，深感内涵丰富，意蕴尤深。

一、《伤寒论》第58条自身义蕴诠释

第58条云："凡病，若发汗，若吐，若下，若亡血，亡津液，阴阳自和者，必自愈。"

（一）"阴阳自和"释

"阴阳"在这里有具体的含义。"汗"与"下"属表里之阴阳；汗法本身又涉及营卫之阴阳；"吐"作为祛邪的一种治法，目的在于调和半在表半

在里之阴阳；而"吐"与"下"，又提示出"在上者因而越之，在下者引而竭之"，属上下之阴阳；与"亡血"相对应的是气，属气血之阴阳；"亡津液"，津与液有清浊之分，是为清浊之阴阳；从医者切脉言，关前为阳，关后为阴，属尺寸之阴阳。"自"指机体本身的调节机能，这又是多层面的，其中包括抗病机能。"和"指多样性的有差别的统一，如五味调和、八音和谐之和。注意，"和"不等于"同"，《国语·郑语》云："夫和实生物，同则不继。"表明不同质事物的和谐结合乃是"和"。用在此条，和就是清浊、刚柔、表里、上下等矛盾双方的相济相成。

（二）此条是对单纯治病观点的一个否定

"凡病"都是"阴阳不和"，为医者的目的是使病人重新达到"阴阳自和"（表里渐协调，脉象趋于平和）。这就意味着，医生治病绝非什么药就一定治什么病，抑或什么病就一定用什么药的单纯治病观点。实际上是张仲景提出了一个万病通用的法则，继而用后面诸多条文涉及误治、坏病的实例，从反面来论证这一法则。"若"作"或"解，是一种假设状态。

（三）矛盾与和谐是两个相互界定的范畴

在中国哲学中，矛盾与和谐是两个相互界定的范畴，是同一个辩证结构中的两种经验形式。引申而论，此"阴阳自和"即属此类结构。《平脉法》中的"阴阳相抱，营卫俱行，刚柔相得"：阴阳（营卫、刚柔）是指两种可以区分又相互对抗的病性、病势、病程，而"自和"使两者相依、互补，表现为向愈的过程，所以"阴阳"是物质基础（本条阴指血液，阳指津液），"自"是功能活动（抗病能力），"和"是二者的统一，是结果，是恢复生理上的协调稳态。当然，作为医者，这"和"也提示出治疗上的"度"，即无太过与不及。

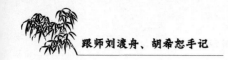

（四）句法分析

本条把"阴阳自和"同"若发汗，若吐，若下，若亡血，亡津液"并提，揣摩仲景用意，绝非不去治疗坐等病家"自愈"，而是强调医者要对难于"自和"或不能"自和"的情况详细审视，并在积极治疗中注意维护机体的"自和"功能。而过用汗吐下法，致使人体正气大伤而"亡血、亡津液"，是从根本上破坏了"阴阳自和"的机体自然疗能，是与中医的治病精神相违背的。

（五）"自和"不等于"自愈"

自和是自愈的必要条件。由此可知张仲景的疾病观与治疗观，强调的是充分调动机体自身的正气抵御并战胜病邪，而不是单纯的"治病"或单纯的"药物"观点。临床上之所以出现大量的邪未去而正先伤治案，其根本原因就是置人体正气于不顾，一味地攻邪，忘记了"自和"，当然更谈不上什么"自愈"了。

（六）起首"凡病"的寓意

"凡病"即无论何病，泛指一切疾病，语气非常果断。"病"前冠以"凡"，这在《伤寒论》398条经文中是罕见的，表明这一条的文字有高度的概括性与指导性原则，这一原则就是：以保存津血为物质前提，以阴阳自和为人体功能活动之根本，如此才能"必自愈"。这是充分调动人体自然疗能的万病不易之法，是仲景留给后人宝贵而深刻的治病经验。如今抗生素的普遍滥用，肿瘤放化疗的高强度杀伤，恰恰是完全忘记了人体自身这个根本。

药物本身是为补偏救弊而设，"过当则伤和"，故医者病治到一定程度"当思减损"，给机体自身一个调整修复的时间空间，而无需药竟全功，

《内经》所谓"衰其大半而止"是也。

二、第 58 条与前后两条语境的结构意义

就章法与结构言，第 58 条具有关键的承上启下作用。所以理应结合第 57 条和第 59 条来解读，即联系此条的前后语境综合分析。

（一）"阴阳自和"内寓桂枝汤"滋阴和阳"

先看前一条（第 57 条）："伤寒发汗已解，半日许复烦，脉浮数者，可更发汗，宜桂枝汤。"太阳伤寒服麻黄汤发汗，为正治定法，见脉静身和者为欲愈。"半日许复烦"，"复"说明原本有"烦"，则"已解"而未尽解，有欲内传之势。且脉见浮数，为表邪未尽，郁而生烦，故仍从表解。因属汗后表不解，解表"宜桂枝汤"，不可再施峻汗。从文法语境上反复强调桂枝汤之用，功能在于"滋阴和阳"可知，则第 58 条的"阴阳自和"便落到实处。正如先贤陈伯坛先生深入思考后所言："麻桂皆大有造于太阳，桂枝则以小和称，上文营卫和且曰宜桂枝，可悟桂枝汤实无往而不和，唯忠于太阳为最笃。故标题阴阳自和四字，特为桂枝汤立传也。"又云："三阴三阳之阴阳，皆统系于太阳。不明言有桂枝汤在者，以阴阳二字，乃点全论之睛，非一方一法所能尽，但使人人晓然于一阴一阳一太极，则凡遇太阳初得病时，必首以自和为可贵，桂枝汤不患无永好也。"（《读过伤寒论》，陈伯坛著）

（二）发汗后再解表当防止"亡血、亡津液"之变

此条"伤寒发汗已解"，是为正治后当有的疗效。然事实是似解而未解，所以不过半日时间即"复烦，脉浮数"，这后一句部分地否定了前一句，就是说伤寒经发汗，纯表证"已解"，但原有之烦（"复烦"）未解。

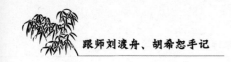

言外，此病起于伤寒表实证加烦，烦症复作，说明表证有内传之变，医者用麻黄汤发汗是对的，只是热未尽解。太阳病之烦无疑与表证有关，但伤寒初起之典型表证不当有烦，待表阳郁闭到一定程度，欲化热内传时，则必现烦。"复烦，脉浮数"这几个字反映出欲从表解之病势，故此条不云"微除"，而云"已解"，语气是肯定的。即由于用麻黄汤发汗，使伤寒表证明显缓解，原本欲内传之热有了"从营透卫"的转机，故"可更发汗，宜桂枝汤"。这里提示了表证的使用法度：麻黄汤于表证不能连续使用，以防止"亡血、亡津液"之变，只宜桂枝汤。胡希恕老师指出："服麻黄汤后表证仍在者，只能宜桂枝汤，不能再用麻黄汤。换言之，凡服麻黄汤而表不解，再解表则用桂枝汤；服过桂枝汤而表不解，不能用麻黄汤，仍可用桂枝汤。此为定法。"

（三）王叔和深得仲景之良苦用心

汗吐下乃攻邪之法，药中肯綮，效若桴鼓。若用之不当，轻则伤伐正气，重则亡血亡津，故王叔和撰次《伤寒论》，将"不可发汗""可发汗""不可吐""可吐""不可下""可下"，重集编排，目的在于避免"仓猝寻按，要者难得"，深识仲景之心也！

（四）第59条"必自愈"与"阴阳自和"相呼应

再看下一条（第59条）："大下之后，复发汗，小便不利者，亡津液故也。勿治之，得小便利，必自愈。"云"大下之后，复发汗"，"之后"二字当细玩，表明下与汗之间有时间差，"复"即再、重复，"复发汗"即汗而又汗。于此推断，大下之前已用过汗法，大下之后又重复发汗。可知并非汗下失序。如此发汗→大下→复汗，邪大减而正已衰。句首"大下之后，复发汗"，结尾是"必自愈"，若属汗下失序、下而大下之误治，必致坏病，如何能"必自愈"？故此"大下"表明其必有可下之证，里有宿食积滞，感邪后诱发宿疾且以里证为急者（如太阳阳明并病），故解表攻里并施。"小便不利者，亡津液故也"，此句可看作是针对第58条"亡津液"的一个释文，即非误治的"大下复汗"，津液大伤，所谓"邪与汗并共而出"，邪去则正安，有待时日津液可自行恢复。

（五）何谓"勿治之，得小便利，必自愈"

第58条有"若亡血、亡津液，阴阳自和者，必自愈"。此条"亡津液"，"勿治之，得小便利，必自愈"。二者立意十分吻合。邪出当以津液为依托，发汗和攻下为祛邪的正途，从这一角度讲，此条"小便不利者"，一是津伤，仲景已明写出；一是邪去，仲景则未明写，仅以"勿治之"点出此意。如此邪去正伤之表里证已罢，待正气恢复可自行调节而"必自愈"。煞尾言"必自愈"，说明峻汗峻下使正气一时受挫但并未真伤。此外，"得小便利"的"得"字须玩味，即得到、出现意，如果下后复汗属误治，又何"得"之有？于此使我们对第58条"阴阳自和者，必自愈"有了更丰富的认识和把握。

（六）得汗而解与"得小便利必自愈"属同源异流

此条"得小便利，必自愈"与"津液自和，便自汗出愈"（49条）道理一样。所异者，彼是从外而解，侧重点在"表"；此是从下而利，侧重点在"里"。同以津液为源，汗下得法，表和则里亦和，里和则表亦和。所以，正当的汗下之法乃为攻邪而设，虽有表里之异，貌似对立，实则统一，得汗而解与"得小便利必自愈"属同源异流。说明表证里证之间、汗法利法（下法）之间存在着明显的互补，这种互补性的客观依据就是人体是一个有机的整体。

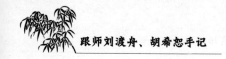
（七）文法与结构意义

第59条的写法起伏跌宕，是举"亡津液"的实例，诠释第58条。起首未言何病，却将治法和盘托出，"大下之后，复发汗"，使人如坠五里云雾，第一个误判就是"汗下失序"（实则本属正治），很难预后。谁料言"亡津液"后，笔锋陡然一转，曰"勿治之，得小便利，必自愈"，对预后充满自信，一派柳暗花明！不免回过头来重新细品字里行间之意蕴，原来机窍就在一个"复"字上！可见此三条的结构，给予我们诸多启示。汗下法为祛邪而设，同时汗下法易耗伤正气，轻者"亡血，亡津液"，重者阳亡。此条即津伤而阳不亡，其津自能再生；若阳亡津虽不伤，其津无由后继。医者当因势利导，严格把握法度，慎勿见小便不利而强利之。待"阴阳自和"，津液复还，则小便自调而愈。

主要参考文献

［1］南京中医学院医经教研组.黄帝内经素问译释.上海：上海科学技术出版社，1959.

［2］南京中医学院.难经教释.北京：人民卫生出版社，1979.

［3］陈璧琉，郑卓人.灵枢经白话解.北京：人民卫生出版社，1965.

［4］章太炎.章太炎全集·卷八.上海：上海人民出版社，1994.

［5］刘渡舟.伤寒论语译.北京：人民卫生出版社，1990.

［6］刘渡舟.伤寒论校注.北京：人民卫生出版社，2013.

［7］刘渡舟.伤寒论十四讲.天津：天津科学技术出版社，1982.

［8］刘渡舟.伤寒论通俗讲话.上海：上海科学技术出版社，1980.

［9］刘渡舟.刘渡舟伤寒论讲稿.北京：人民卫生出版社，2017.

［10］顾植山.疫病钩沉.北京：中国医药科技出版社，2015.

［11］陈明，刘燕华，李芳.刘渡舟临证验案精选.北京：学苑出版社，1996.

［12］陈明，刘燕华，张保伟.刘渡舟伤寒临证指要.北京：学苑出版社，1998.

［13］傅延龄.伤寒论研究大辞典.北京：中国中医药出版社，2017.

［14］傅延龄.张仲景医学源流.北京：中国医药科技出版社，2006.

［15］王庆国.刘渡舟医论医话 100 则.北京：人民卫生出版社，2013.

［16］李惠治.经方传真.北京：中国中医药出版社，1994.

［17］冯世纶.中医临床家胡希恕.北京：中国中医药出版社，2001.

［18］冯世纶.解读伊尹汤液经.北京：学苑出版社，2009.

［19］胡希恕.伤寒论通俗讲话.北京：中国中医药出版社，2008.

［20］冯世纶，张长恩.胡希恕病位类方解.北京：人民军医出版社，2008.

［21］胡希恕.胡希恕讲《温病条辨》拾遗.北京：人民军医出版社，2009.

［22］单玉堂.单玉堂子午流注与灵龟八法讲稿.北京：中国中医药出版社，2017.

［23］王永炎.名老中医临证经验撷英.北京：中医古籍出版社，2008.

［24］陈伯坛.读过伤寒论.北京：中国中医药出版社，2013.

［25］孙成斋.《伤寒论》现代医学评述.合肥：安徽人民出版社，2005.

［26］周士一，潘启明等.周易参同契新探.长沙：湖南教育出版社，1982.

［27］周振甫.文心雕龙今译.北京：中华书局，1992.

［28］蒋伯潜，蒋祖怡.骈文与散文.上海：上海书店出版社，1997.

［29］蓝 旭.东汉士风与文学.北京：人民文学出版社，2004.

［30］陈书良.建安七子.长沙：岳麓书社，1998.

［31］刘观涛.方证相对：伤寒辨证论治五步.北京：中国中医药出版社，2009.

［32］单志华.中医传承思辨录.北京：中国中医药出版社，2016.

［33］段治钧.胡希恕讲仲景脉学.北京：中国中医药出版社，2011.

［34］田合禄.伤寒真原.太原：山西科学技术出版社，2010.

［35］徐汝奇.悟道张仲景.北京：中国中医药出版社，2013.

［36］张牧川.胡希恕经方医学思维研究（博士论文）（网络）.

［37］王立子.宋本《伤寒论》刊行前《伤寒论》文献演变简史（博士论文）（网络）.

［38］史兰华，张在同.扁鹊 仓公 王叔和志.济南：山东人民出版社，2011.

［39］北京中医学院.北京中医学院三十年论文选.北京：中医古籍出版社，1986.

［40］吴忠文.医圣张仲景与经典新考.北京：中国中医药出版社，2019.